왜
의학이 발전해도
우리는 계속 아플까?

아무도 알려주지 않는
현대 의료의 비밀

왜 의학이 발전해도 우리는 계속 아플까?

이규황 지음

메디치

현대 의료는 정말 환자 없는 세상을 꿈꿀 수 있는가?

아버지는 내가 어릴 때부터 흔히 말하는 '술고래'였다. 사람을 좋아하고 분위기에 잘 취하는 분이어서 몸에 무리가 가더라도 절대 술자리에서는 사양하는 법이 없으셨다. 나는 어릴 때 '인사불성'人事不省이 되어 집에 들어오시는 아버지를 볼 때가 많았다. 게다가 '면 요리'라면 사족을 못 쓰셔서 '칼국수'를 먹으면 항상 곱빼기로 드셔야 직성이 풀리셨다. 아버지는 그렇게 일찍이 고혈압, 당뇨 환자가 되셨다.

아버지는 회사 근처 내과에서 10년이 넘게 약을 타 드시며 관리를 받으셨는데, 언제부터인가 가슴이 조이는 증상이 생긴 것을 식구들에게는 이야기하지 않고 참고 지내시다가 결국 증상이 심해지고 나서야 대학병원에 가시게 되었다. 아버지는 심장 혈관이 좁아진 '협심증'이 매우 심한 상태였고, 특히 중심 혈관까지 막고 있어 위험하다는 진단을 받았다. 처음에 간 대학병원에서 담당 교수는 보호자로 간 내게 "이 지경이 되도록 여태까지 뭘 했냐"며 큰 소리로 호통을 쳤다. 그만큼 발견이 너무 늦었던 것이다. 당시 나는 아무것도 모르는 예과생이었는데, '여태까지 뭘 했냐'는 담당 교수의 질책은 내게 여러가지 생각을 하게 만들었다. 다행히 아버지는 다른 대학병원에서 심장 혈관을 넓혀주는 '조형물 시술'(심혈관 스텐트 삽입 시술)을 통해 위기를 넘기셨다. 하지만 처음 만난 교수의 말대로 우리는 정말 그동안 뭘 한 걸까?

　나 역시 어린 시절부터 잔병치레가 많고 허약한 아이였다. 아프지 않고 씩씩한 친구들은 내게 부러움의 대상이었다. 나는 중고등학생 때부터 〈생로병사의 비밀〉과 같은 TV 건강 프로그램을 즐겨 보았는데, 그런 프로그램에서는 '채식'이나 '자연식'을 통해 '생활습관병'이나 만성질환을 극복하는 사례들이 많이 소개되었다. 아버지는 평생 약에만 의지하시다가 심장 혈관이 좁아져 위기를 겪으셨지만, TV 속 사례자들은 생활 관리를 통해 혈압약이나 당뇨약을 끊고도 건강하게 살고 있었다. '원인이 되는 삶의 문제를 조절하여 건강을 개선한다'는 것은 어린 내가 보기에도 합리적인 접근 방식 같았다. 아마 그때부터였을까? 나는 나와 내 가족의 건강을 지키기 위해서라도 좀 더 자연적이고 근본적인 의료를 하고 싶다는 생각을 늘 마음속으로 품어왔다.

　그러나 의료인이 되고 나니 정작 일반적인 의료 시스템 안에서는 내가 찾고 있는 궁극적인 해답들이 잘 보이지 않았다. 우리나라에서 병을 잘 고친다고 소문난 양·한방 의료기관들도 두루 다녀보았지만 그 어떤 곳에서도 나와 부모님을 질병으로부터 완전히 해방시켜줄 솔루션을 찾지는 못했다. 답답한 마음에 나는 학교에서 배우지 않은 방법들도 찾아 나섰다. 〈생로병사의 비밀〉에 나오던 사례자들처럼 식이 요법이나 삶 속의 문제들에 먼저 집중했고, 각종 보완대체의학이나 민간요법까지 가리지 않고 무엇이든 건강과 관련이 있거나 성공 사례자들이 있는 방법은 편견 없이 배우려고 노력했다.

나는 졸업하자마자 통합의학과 자연의학을 하는 의사·치과의사·한의사들의 연구 단체의 창립 멤버로도 합류했는데, 그 단체가 커져서 오늘날 내가 임원으로 일하고 있는 '통합암학회'로 발전했다. 그리고 나는 마침내 유년 시절부터 젊은 날 전체를 망가뜨렸던 내 몸의 고질적인 문제들로부터 완전히 해방되었다. 이 책은 이 과정에서 내가 보게 된 의료에 관한 이야기들이다.

의료는 눈부시게 발전하는데, 왜 우리는 여전히 아픈가? 왜 나는 내 몸의 문제를 현재의 의료 시스템 안에서 해결하지 못했을까? 〈생로병사의 비밀〉에는 자신의 건강 문제를 극복한 사람들이 많이 나오는데, 왜 내 아버지는 평생 약을 끊지 못했을까? 왜 때로는 최첨단의 현대 의학으로도 해결이 되지 않던 문제들이 한의학과 같은 고전적인 치료법들로 해결이 되는 경우가 있을까?

왜 세상에는 완전한 치유를 경험하는 사람들이 많지 않을까? 이 책은 이와 같이 의료를 둘러싸고 있는 많은 질문들에 대한 해답을 줄 수 있다.

세상에는 현대 의료 시스템을 비판하는 수많은 책이 존재하지만, 그 어디에도 도대체 왜 우리는 이런 의료 시스템을 가지게 된 것인지 제대로 설명해주는 책이 별로 없다. 내가 아는 한 '우리말'로 된 서적 중에는 이러한 주제를 제대로 다룬 책이 단 한 권도 없었다. 나는 이 책을 통해 그동안 우리나라에는 주로 '음모론'으로만 가득했던 20세기 초 현대 의료 시스템의 형성 과정을 최초로 정리했다. 또한, 의학에 대한 논의를 단지 현대 의학만을 경험한 의사의 내부자적 시선이 아닌, 한의학과 보완대체의학의 문제까지 아우르는 좀 더 포괄적인 시선으로 다루었다.

나는 비록 의료 사회학자도 의료 관리학을 전공으로 한 사람도 아니지만, 오히려 내가 한의사이고 그 이전에 환자로서 다양한 의료 경험을 한 사람이기 때문에 볼 수 있었던 의료의 현실적인 모습들이 있었다. 이 책에는 이러한 과정에서 내가 알게 된 여러 문제 의식과 사고 과정들이 고스란히 담겨 있다. 이는 분명 어떤 문헌적인 탐구나 학자적인 관찰을 통해 얻을 수 있는 것이 아닌, 오직 환자로서, 의료인으로서 그리고 한 사람의 인간으로서 직접 다양한 의료를 경험했기에 볼 수 있었던 내용이다. 그렇다고 내 관점이 전적으로 옳다는 뜻은 아니다. 다만, 나는 사람들에게 여태까지 한 번도 생각해본 적 없는 의료에 관한 질문과 아이디어를 제공하고 싶었다. 그것이 바로 내가 이 책을 쓴 이유이다.

"현대의 의료는 정말 환자 없는 세상을 꿈꿀 수 있는가?"

이 책의 이야기는 어쩌면 이 질문에서부터 시작된다. 이 질문은 한의과대학 본과1학년 수업 중 한 교수님께서 학생들에게 던진 질문이다. 현대 의료에는 '의심'을 갖고 '질문'을 던지는 이가 없다. 분명히 우리가 현대 의료에만 의지해 질병의 문제를 다루기에는 너무나 문제가 많은 상황인데, 사람들은 도무지 의료에 '질문'을 던지려 하지 않는다.

어떤 체계에 대해 '질문'이 없다는 것은 이미 그 체계가 종교적인 '믿음' 차원으로 넘어갔다는 뜻일 수도 있다. 교리가 되어 버린 '믿음'에 '질문'을 던진다는 것은 누군가에게는 어쩌면 싸움을 거는 행위처럼 느껴질 것이다. 그래서 나는 이 책을 저술하고 출판하는 일이 사실 조심스럽다. 그럼에도 불구하고 나는 지금이 아니면 이 책을 쓸 수 없고, 지금의 '내'가 아니면 이러한 이야기를 책으로 담아낼 수가 없다고 여겼기에 용기를 내어 펜을 들었다. 나도 이제 점점 한 명의 '경제인'이고 '생활인'이 되어갈 뿐, 학생 때 가졌던 이런 거시적인 관점의 순수한 고민들은 점점 하기가 어려워진다.

우리는 지금의 '의료'가 무조건 현재까지 나온 '최선'의 결과물이며, 앞으로 점점 나아질 이상적인 '방향성'이라고 알게 모르게 종교적인 수준의 확신을 가지고 있는 경우가 많다. 하지만 정말 그럴까? 정말 우리는 이대로 의료만 믿고 가면 되는 것일까? 모든 것이 최첨단을 외치는 4차 산업 혁명의 시대이니, 의료 역시도 조금만 기다리면 우리에게 상상도 못할 선물들을 안겨줄 것인가?

이 중요한 질문을 이 책을 통해 사람들과 나누고 싶었다. '의학을 이야기하고, 더 나은 의학을 함께 고민하는 것'. 우리에게 진짜 필요한 것은 최첨단의 의료 기술 이전에, 이러한 의료에 대한 진지한 성찰인지도 모른다. 당장 현대 의료에 대한 정답을 제시할 수는 없지만, 우리는 적어도 우리가 꿈꾸는 '의료적 유토피아'를 향한 새로운 논의를 시작해볼 수는 있다. "지금의 의료가 과연 최선인 것인지." 오늘도 환자로 치료자로 각자의 자리에서 나름대로 최선의 정답을 찾고 있는 사람들에게 이 책이 작게나마 쓰임이 있기를 소망해본다.

"Teleology over Dogma."

아무쪼록 모든 것이 원칙이나 규정에 앞서, 그 목적한 바 대로 최선의 것이 되기를….

2022년 11월
작은 나라, 작은 진료실에서, 큰 소망을 품어보며
이규황

Chapter 1
의학은 정말 우리를
질병으로부터 해방시켜줄 수 있는가

Chapter 3

의료인의 현실:
성찰하지 않는 엘리트는
문제를 심화시킨다

Chapter 4

현실을 넘어,
온전히 건강한 사회를 향해

"건강이란, 단순히 질병이나
허약이 없는 상태가 아니라
신체적, 정신적,
그리고 사회적으로 완전히
안녕한 상태를 말한다."

-WHO '건강'의 정의-

의학은 정말 우리를 질병으로부터 해방시켜줄 수 있는가

의학의 발전만
기다리는 사람들

오늘날 우리 사회는 '4차 산업 혁명'이라 불리는 새로운 변화의
바람을 빠르게 맞이하고 있다. '4차 산업 혁명'이란 인공지능, 사
물인터넷, 빅데이터, 모바일 등과 같은 첨단 정보통신 기술이 융
합된 초연결hyperconnectivity, 초지능superintelligence 사회로의 전환을
말한다. '4차 산업 혁명'은 예상보다 더 빠르게 다가오고 있는데,
2020년부터 시작된 전 세계적인 신종 코로나 바이러스COVID-19의
전파는 변화를 가속화하는 역할을 했다. 바이러스의 유행은 불가
피하게 비대면 문화를 확산시켰고, 재택 근무, 온라인 수업, 화상
회의 등 온라인 중심의 사회 문화가 예상보다 빨리 현대인들의
삶 속으로 들어오게 된 것이다. 우리는 그렇게 전에는 상상도 못
한 새로운 기술과 서비스들이 개발되고, 그런 것들이 실제적으로
우리들의 삶을 변화시키는 '전환기'의 중심을 살아가고 있다.

의료 분야도 빠르게 변화하고 있다. 유전자 가위 기술, 정밀의학, 맞춤의학, 생체칩, 의료 로봇, AI, 빅데이터 의학과 같은 이야기를 들어본 적이 있는가? 의료에서도 이처럼 전에는 들어보지도 못한 신기술들이 계속해서 조용히 의료의 혁명적인 변화를 준비하며 개발되고 있다. 미래의 의학은 그렇게 유전자를 교정하거나 노화를 멈추거나 망가진 장기를 새것으로 교체한다는 등 지금까지는 상상도 못한 의료 기술의 진보를 약속하며 발전하고 있다.

그럼 앞으로 언젠가는 이러한 의료가 세상의 모든 질병을 정복하는 날이 올 수 있을까? 아마 사회의 급진적인 진보를 경험하고 있는 많은 현대인들과 전문가들은 이에 대해 'Yes'라고 대답할 것이다. 사회가 급변하고 기술이 진보하는 시기에는 항상 의료에 대한 긍정적인 기대와 희망이 가득하기 마련이다.

지금부터 100여 년 전인, 19세기 중후반부터 20세기 초로 넘어가는 2차 산업 혁명 시기에도 비슷한 일들이 있었다. 이 시기도 급속한 과학 기술의 발전으로 지금만큼이나 사회에 많은 가시적인 변화가 나타나던 때였는데, 오늘날 현대인들에게 익숙한 자동차, 전구, 냉장고, 비행기와 같은 발명품들은 모두 이때 만들어졌다. 심지어 1945년에는 '원자 폭탄'이 개발되었고, 이 새로운 과학 기술 무기는 단 한 번의 발사로 수십만 명의 희생자를 낳으며 전쟁을 끝내고 인류의 역사를 바꾸어놓기도 했다.

표 1-1 **19세기 중후반~20세기 초, 2차 산업 혁명 시기의 과학 기술 혁신 사례**

냉장고의 발명: 1862년 제임스 해리슨

살균법: 1862년 파스퇴르

유전학의 발견: 1866년 멘델

무균수술법: 1867년 조지프 리스터

백열등 상용화: 1879년 에디슨

현대적 자동차의 등장: 1886년 벤츠의 자동차 특허 등록

X선의 발견: 1895년 뢴트겐

아스피린 개발: 1897년 독일 바이엘사

ABO식 혈액형 발견: 1901년 카를 란트슈타이너

최초의 동력 비행기: 1903년 라이트 형제

가정용 냉장고 개발: 1911년 GE

     당시 대중들은 '새로운 과학 기술'의 엄청난 성과와 파괴력을
동시에 경험하며, 한 국가의 흥망성쇠興亡盛衰와 역사마저 바뀌는
것을 지켜보았다. 이런 경험을 가진 사람들이 앞으로도 과학 기
술이 세상을 완전히 바꾸고, 모든 문제를 해결해줄 것이라고 전
망하는 것은 어찌 보면 당연한 수순이 아니었겠는가? 그러다 보
니 당시 사람들도 '과학'을 기반으로 한 새로운 현대 의학이 세상
의 모든 질병을 곧 정복해줄 거라고 믿고 있었다. 20세기 초 신문
과 잡지에서는 질병과의 전쟁에서 새로운 과학 기술을 기반으로

한 의학이 결국 승리할 것임을 묘사하는 글들이 자주 올라오고 있었는데, 1911년 〈뉴욕 타임즈New York Times〉에 실린 한 기사에서 미국 농무부의 하비 와일리Harvey Wiley는 "향후 50년 안에 과학의 발전으로 모든 질병이 없어질 것이다"라고까지 이야기하였다.

환상과 현실 사이: 증가하는 만성질환

하지만 그로부터 100년 후의 미래를 실제로 살고 있는 우리들의 의료 현실은 정작 어떠한가. 당장 우리의 현실은 신종 코로나 바이러스COVID-19라는 새로운 전염병의 확산조차 막지 못하여 전 세계가 고통받았으며, 백신 부작용에 대한 우려와 돌파 감염, 신종 변이 사례 등 의학은 모두를 안심시킬 만한 대안을 제공하지 못하였다. 사실 멀리 이야기할 것도 없이 당장 우리들의 주변, 지인, 식구들의 크고 작은 건강 문제는 늘 우리 일상 속에 여전히 익숙한 모습으로 자리하고 있지 않은가.

아토피로 고생하는 늦둥이 막내, 위염과 만성피로, 생리통으로 고생하는 수험생 딸, 과민성 장 증후군과 알레르기 비염을 가지고 있는 대학생 아들, 아침마다 혈압약과 당뇨약을 챙기느라 바쁜 아버지, 유방암 수술을 하고 호르몬제를 복용중인 어머니,

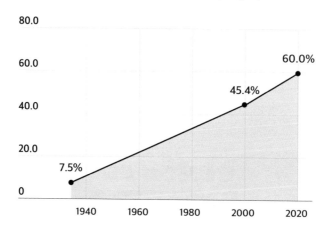

그림 1-1 미국의 만성질환 유병률 증가(단위: %)

관절통과 불면, 우울감 등으로 약 없이는 잠을 못 주무시는 할머니, 치매로 요양원에서 투병중인 할아버지 등등. 현대인들의 일상은 100년 전의 낭만적인 예측들과는 정반대로 여전히 질병의 문제로 가득하기만 하다. 아니, 심지어 대부분의 만성질환들은 오히려 훨씬 더 증가하고 있다.

오늘날 전 세계 사망 원인 1위는 단연 '만성질환'이다. 전 세계 사망자 5명 중 3명은 암, 심혈관 질환, 만성 폐질환, 당뇨와 같은 만성질환으로 사망한다. 2001년 WHO 보고서에 따르면 전 세계 사망 원인의 약 60%가 만성질환이며, 전 세계 질병 부담(GBD: the Global Burden of Disease)의 46%가 만성질환이라고 한다. 그리고 보고서에서는 이미 우리가 살고 있는 2020년대에 전 세계 질병

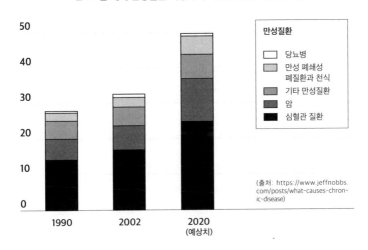

그림 1-2 **전 세계 만성질환 사망자 수의 증가**(단위: 100만 명)

만성질환
☐ 당뇨병
☐ 만성 폐쇄성 폐질환과 천식
☐ 기타 만성질환
☐ 암
■ 심혈관 질환

(출처: https://www.jeffnobbs.com/posts/what-causes-chronic-disease)

부담의 57%, 사망 원인의 75%가 만성질환이 될 것이라고 더 암울한 전망을 내놓고 있었다.

　상황이 이렇다 보니 만성질환으로 인한 사회 경제적 비용 부담 문제도 심각하다. 2011년 '세계경제포럼'WEF에서 '만성질환으로 인한 세계의 경제적 부담'(The Global Economic Burden of Non-communicable Diseases)이라는 주제로 발표한 보고서에 따르면, 현대 사회의 대표적인 만성질환 5가지(심혈관 질환, 암, 만성 호흡기 질환, 당뇨, 정신 질환)를 치료하는 데 소모되는 직접적인 비용과 간접적인 비용(질병으로 인한 생산성 감소와 환자와 가족들이 겪는 고통 등)은 총 47조 달러에 달한다고 한다. 물론 이는 보고서가 발표된 2011년부터 2030년까지 총 20년의 기간 동안 전 세계가 부담할 금액을 산출한 값이지만, 이

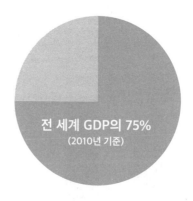

전 세계 GDP의 75%
(2010년 기준)

(참고 자료: Bloom, D.E., Cafiero, E.T., Jané-Llopis, E., Abrahams-Gessel, S., Bloom, L.R., Fathima, S., Feigl, A.B., Gaziano, T., Mowafi, M., Pandya, A., Prettner, K., Rosenberg, L., Seligman, B., Stein, A.Z., & Weinstein, C. (2011). The Global Economic Burden of Noncommunicable Diseases. Geneva: World Economic Forum.)

는 보고서가 조사된 2010년 기준 전 세계 GDP의 총합인 63조 달러의 75%에 해당하는 어마어마한 금액이었다.

　게다가 심지어 상황은 점점 더 악화되고 있다. 전 세계 주요 국가별 GDP를 기준으로 지출되는 의료비 비중은 이미 국가별로 보통 2배에서 많게는 3배까지 상승하였는데, 그중 가장 심각한 국가는 바로 미국이다. 미국은 1970년대 GDP의 5% 정도를 의료비로 지출하였는데, 현재는 15% 이상으로 3배가 넘게 부담이 상승하였으며, 이러한 미국의 의료비 지출의 80%는 만성질환에 기인한다.[1]

1　각 5대 질환의 질병 부담액 = 약 47조 달러. 심혈관 질환: 15조 6천억 달러, 암: 8조 3천억 달러, 만성 호흡기 질환: 4조 8천억 달러, 당뇨: 1조 8천억 달러. 정신질환: 16조 3천억 달러.

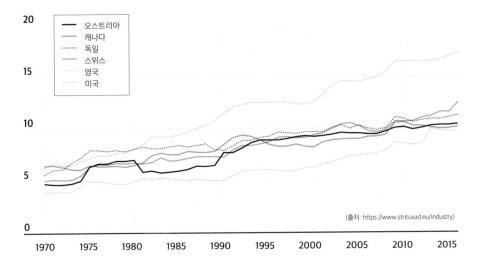

그림 1-4 **의료비 지출이 각국 GDP에서 차지하는 비율(단위: %)**

(출처: https://www.strituvad.eu/industry)

100년 전 의학 기술의 발전으로 모든 질병이 정복될 것이라고 가장 자신만만하게 이야기했던 것이 미국인이었음을 생각해 보면 한편으로 참 아이러니한 현실이다.

의학 발전의 이면: 질병과 의료 산업은 동반 성장한다

반면에 이렇게 질병의 문제가 심화될수록 오히려 표정 관리를 하며 행복한 비명을 지르는 곳들도 있는데, 바로 병원, 제약회사, 의

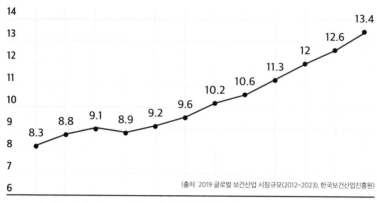

그림1-5 전 세계 보건 산업 시장 규모(단위: 1조 달러)

(출처: 2019 글로벌 보건산업 시장규모(2012~2023), 한국보건산업진흥원)

료 기기 업체와 같은 의료 관련 산업들이다. 어떻게 보면 우리의 현실은 과거의 기대처럼 의학의 발전으로 질병이 정복되고 있는 것이 아니라, 거꾸로 질병의 발달로 의료 산업만 발달하고 있는 것인지도 모른다. 현대 의료의 궁극적인 목표는 어쩌면 애초에 질병의 퇴치가 아니라 의료 산업의 발달 그 자체였던 것이 아닐까?

　의료 산업은 해마다 가파르게 성장하고 있는 유망 산업 분야이다. 2021년 화장품 분야를 제외한 제약, 의료기기, 의료서비스 분야 보건산업 시장 규모는 총 11조 9천억 달러이고, 우리나라는 이 중 약 2천억 달러를 차지해 세계 12위 시장 규모이다. 삼성전자의 한 해 매출액이 2,500억 달러 정도이니, 전 세계 보건산업 시장 규모가 삼성 전자의 약 50배 정도 규모라고 할 수 있는 것이다. 그리고 이마저도 계속해서 성장하고 있어서 2023년이면 전 세계 보건산업 시장의 규모는 13조 4천억 달러 규모로 확대될 것으로 전망된다. 제약 산업의 성장은 특히 눈부셔서 2000년대 초반 4천억 달러였던 전 세계 제약 시장의 규모는 현재 1조 2천억 달러 규모로 20년 사이 4배 가까이 성장했다.

이러한 의료 산업의 성장에 따라 의료인 역시도 현대에는 자연스럽게 사회에서 촉망받는 직업군으로 인정받고 있다. 의사는 대부분의 나라에서 최고의 수재들이 모인 존경받는 집단으로, 높은 봉급과 안정적인 직장을 보장받는다. 그만큼 현대는 의료인이 많이 필요한 사회라는 뜻이다. 그 중에서도 우리나라의 경우는 특히나 의사의 직업적 인기가 높은 것으로 유명하다. 오늘날도 많은 수험생들이 의과대학 진학을 꿈꾸고 있으며, 의료 계열은 우리나라 입시에서 수능 성적 최상위권 학생들만 진학하는 좁은 문이 된 지 오래다. 상황이 이렇다 보니 의학과 의사 이야기는 언제나 우리나라 드라마의 인기 소재이기도 하다. 최근 방영된 〈낭만닥터 김사부〉, 〈슬기로운 의사생활〉과 같은 의학 드라마들은 대중들의 인기에 힘입어 한국에서는 보기 드물게 시즌2까지 만들어지는 흥행을 거두기도 했다.

우리는 어쩌면 아직도 이런 드라마 속의 탁월한 의술을 지닌 인성과 외모마저 뛰어난 의사들을 보면서, 그저 영웅적인 의사들과 마법 같은 의학 기술들이 현실에도 나타나 주기를 기다리고 있는 것인지도 모른다. 벌써 100년 전인 20세기 하비 와일리의 예언처럼, 아직도 의학이 인류를 질병으로부터 해방시켜줄 그날 만을 기다리고 있는 것일 수도 있다는 이야기이다. 그만큼 현대 사회의 대중들에게도 아직까지는 의학과 의료인들에 대한 기대와 환상이 많이 남아 있다. 그러나 이제는 우리들이 마주한 진짜 현실을 냉정하게 바라보자. 이미 100년 전부터 현대적인 의학 기술은 연일 눈부신 발전을 자랑하며 장밋빛 미래를 약속해왔지만, 오히려 질병의 문제는 점점 더 커져만 가고 있다. 즉, 의료 산업이나 의료 기술의 발달이 반드시 질병의 절대적인 양의 감소나 정복과 연결되지 않았다는 것이다. 아니 어쩌면, 애초부터 의학은 단독으로 우리를 질병의 문제로부터 해방시켜줄 수 있는 성격의 것이 아니었을 수도 있다. 아니면 우리의 의료가 무언가 잘못된 방향으로 나아가고 있는 것이거나 말이다.

일찍이 인류 역사상 최고의 천재로 꼽힌 아인슈타인은 "똑같은 행동을 반복하면서 다른 결과를 기대하는 것은 미친 짓이다"는 명언을 남겼다. 우리는 어쩌면 이미 100년 동안이나 실패한 방식을 가지고 계속해서 질병의 문제를 해결해보려고 고집스럽게 시도하고 있는 중인지도 모른다. 물론 그 와중에 부분적인 성과들이 있었지만, 그렇다고 해서 전체적인 상황이 오히려 점점 더 나빠지고 있는 것은 부인할 수 없다.

현재 우리가 가지고 있는 전반적인 의료 시스템의 방향성에 대해 다시 한번 생각해봐야 한다는 이야기이다. 분명 지금 이대로 계속해서 같은 방식으로 질병의 문제를 해결하려 해서는 결과가 희망적이지 않을 것이고, 우리에게는 변화가 필요하다. 그리고 올바른 변화를 위해서는 무엇보다 먼저 현재 우리의 현실을 정확하게 직시하는 작업이 가장 필요하다고 생각한다. 나는 여기서 먼저 올바른 현실 인식을 바탕으로 우리가 의료 문제를 좀 더 근본적으로 논의할 수 있게 되기를 기대해본다.

의료에 관한
흔한 오해

본격적인 이야기를 하기에 앞서서 먼저 사람들이 갖고 있는 의료에 대한 흔한 오해를 먼저 풀고 이야기를 시작하려고 한다. 혹자들은 의학 기술이 계속해서 진보하는데도 오히려 사회 속에 만성질환과 질병 부담은 늘어만 가는 현실에 대해 다음과 같이 말할 수도 있을 것이다.

"현대의 만성질환이 증가하는 것은 오히려 의학의 발전으로 수명이 늘어나고 고령화가 진행되었으며, 진단 기술의 발전으로 예전보다 정확하게 질병을 진단할 수 있게 되었기 때문이다. 그리고 어차피 질병의 문제는 인간에게 있어서 숙명과도 같은 것이어서 의학이 특정한 질병을 해결하면 결국은 또다른 질병이 사회를 지배하면서 계속해서 사회에는 질병이 만연할 수밖에 없다."

물론 이러한 주장이 전적으로 틀린 것은 아니다. 하지만 의학의 역할이 지나치게 과장되었으며, 가능성 있는 사례들을 검토하지 않은 채 지나치게 비관적인 관점을 단정적으로 제시하고 있다. 위의 관점대로라면 사실 의료는 '성찰'할 거리가 없어진다. 그러나 여기에는 3가지 커다란 오류가 존재한다.

오해 1: 의학의 발전으로 평균 수명이 연장되었다?

첫 번째, 평균 수명의 연장이 정말로 의학의 발전에 기인한 것일까? 1900년대 후반은 현대 의학의 결과물들이 쌓이고 이에 대한 평가가 이루어지는 시기였는데, 그 중에서도 30년이 넘는 긴 기간 동안 진행된 영국의 의사이자 역학자 토마스 맥큐언Thomas McKeown의 연구는 당시 현대 의학이 얼마나 인류의 건강에 기여했는가를 평가한 가장 대표적인 연구로 남아있다.

그리고 맥큐언 연구의 결론부터 이야기하자면, 18세기부터 20세기까지의 인구 변화와 역학 연구를 통해 볼 때, 20세기까지의 질병의 이환율Morbidity과 사망률Mortality이 줄어드는 데 의학의 역할은 상대적으로 작았다. 맥큐언은 사망률의 감소는 의학의 발전보다도 경제 상황의 개선과 영양·위생·사회 환경의 개선과 같은 의학 외적인 요인이 주요하게 작용했다고 평가했

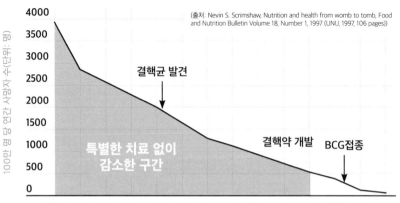

그림 1-6 영국의 결핵 사망률 변화

(출처: Nevin S. Scrimshaw, Nutrition and health from womb to tomb, Food and Nutrition Bulletin Volume 18, Number 1, 1997 (UNU, 1997, 106 pages))

결핵균 발견

특별한 치료 없이
감소한 구간

결핵약 개발   BCG접종

100만 명당 연간 사망자 수(단위: 명)

다. 즉, 의학으로 인해 인류의 평균 수명이 연장되었다고 말할 수 없다는 것이다. 그리고 맥큐언의 연구는 최근까지도 노벨 경제학 수상자 로버트 포겔(Robert W. Fogel, 1993년 수상)과 앵거스 디턴(Angus Deaton, 2015년 수상)과 같은 연구자들의 지지를 받고 있는 연구이다.

좀 더 자세히 이런 연구들의 내용을 살펴보기 전에, 산업화 이전의 시기에는 인류의 생명을 위협하는 가장 큰 문제가 지금과 같은 '만성질환'이 아닌 '전염성 질환'과 기근, 전쟁과 같은 것들이었다는 것을 이해해야 한다. 이에 따라, 여기에서 주의 깊게 살펴봐야 하는 것은 당시 의학이 얼마나 이러한 전염성 질환의 문제에서 공헌을 했는가 하는 것이다.

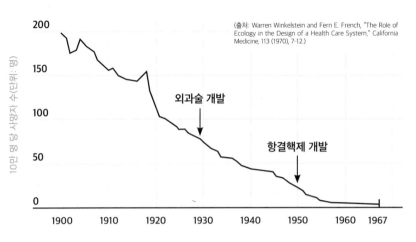

그림 1-7 미국의 결핵 사망률 변화

(출처: Warren Winkelstein and Fern E. French, "The Role of Ecology in the Design of a Health Care System," California Medicine, 113 (1970), 7-12.)

일반적으로 전염성 질환이야말로 백신과 항생제와 같은 의학의 역할이 절대적일 것이라고 믿는 사람들이 많다. 하지만 실상은 결핵과 같은 전염성 질환의 감소에 있어서도 의학보다는 영양과 사회 환경의 변화와 같은 의학 외적인 요인이 주요하게 작용했다. 이는 그림을 통해보면 이해하기 수월하다. 그림 1-6, 1-7과 같이 결핵 치료제인 스트렙토 마이신과 BCG 백신이 개발되기 이전부터 영양과 사회 환경의 개선으로 영국과 미국의 결핵 사망률은 크게 감소한 것을 볼 수 있다.

1970년 워렌 윙켈스타인Warren Winkelstein과 같은 역학자들도 같은 관찰 내용을 보고했다. 윙켈스타인은 미국에서 1900년 10만 명 당 200명 정도가 사망하던 결핵 환자 수가, 1967년에 3명까지

그림 1-8 1940년대 뉴욕 백인 남성의 경제력 수준에 따른 결핵 사망률 차이

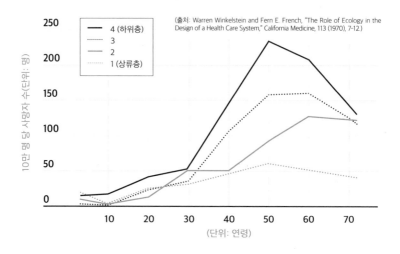

감소하는데 외과술(collapse therapy, 1930)[2]이나 결핵약(chemotherapy, 1950)과 같은 의학의 역할보다 영양과 사회 환경의 변화가 주요했다고 평가했다. 또한, 윙켈스타인은 추가적으로 뉴욕의 백인 남성의 경제력 수준에 따른 결핵 사망률을 비교하여 제시하기도 했는데, 그림 1-8에서 보듯이 결핵 사망률에는 의학 외적 요인인 개인의 사회 경제적 수준이 대단히 큰 영향을 끼친 것을 알 수 있다.

또한 아래 그림과 같이 20세기 초 미국의 전체적인 전염성 질환 사망자 수 도표를 보아도 항생제와 백신과 같은 의학적 치

2 　결핵병소를 기계적으로 수축시켜 치료하는 방법(허탈요법), 《간호학대사전》, (1996.3.1), 대한간호학회.

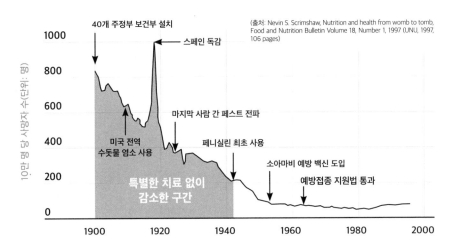

그림 1-9 20세기 미국의 감염병 사망률 감소 추세

료법들이 개발되기 전에 이미 사망자 수가 감소하는 것을 확인할 수 있다.

우리나라에서도 서울대학교 의과대학 황상익 교수는 2012년 그의 대중 강연에서 20세기 전염성 질환의 퇴치에 '의학 외적인 요인'들이 주요하게 작용하였으며, 그중에서도 특히 '식(食, 영양 상태의 개선), 주(住, 환경 위생의 개선), 의衣' 순으로 기여했다'라고 평가한 적이 있다. 이처럼 20세기 전염성 질환의 감소에 있어서 의학의 역할이 생각처럼 크지 않았다는 것은 다수의 연구로 드러난 사실이다.

또한, 20세기 사망률의 감소에서 특히나 극적이었던 것은 유

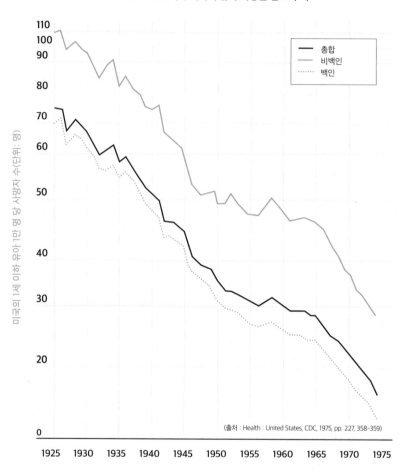

그림 1-10 **20세기 미국의 유아 사망률 감소 추세**

미국의 1세 이하 유아 1만 명당 사망자 수(단위: 명)

총합
비백인
백인

(출처 : Health : United States, CDC, 1975, pp. 227, 358-359)

아 사망률의 감소이다. 유아 사망률의 감소에도 의학의 발전보
다는 영양과 위생, 어린이 노동의 감소 등 사회 환경이 개선되면
서 어린이들이 인플루엔자, 폐렴, 설사, 성홍열, 디프테리아, 백일

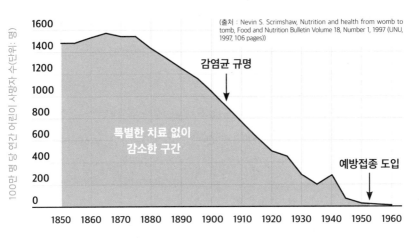

그림 1-11 영국의 백일해 사망률 감소 추세

(출처 : Nevin S. Scrimshaw, Nutrition and health from womb to tomb, Food and Nutrition Bulletin Volume 18, Number 1, 1997 (UNU, 1997, 106 pages))

감염균 규명

특별한 치료 없이
감소한 구간

예방접종 도입

해, 홍역 등으로 사망하는 건수가 급격히 줄어든 것이 크게 작용했다. 대표적으로 미국의 통계를 보면 유아 사망률은 지속적으로 감소하여 1975년에는 1900년의 1/9미만 수준인 1,000명 당 16명까지 줄어들었는데, 이러한 유아 사망률의 감소는 통계적으로 평균 수명의 연장에 지대한 공헌을 하게 된다. 1900년의 평균 수명은 높은 유아 사망률로 인해 47세밖에 되지 않았지만 1973년에 이르러서는 71세까지 늘어난 것이다. 그리고 다시 한번 언급하지만, 이러한 유아 사망률의 감소와 평균 수명의 증가에는 의학 외적인 요인이 주요하게 작용했다.

이처럼 사회 전반적인 질병과 건강 상태 그리고 평균 수명의 연장은 결국 의학 자체의 성과라기보다도 전반적인 사회 환경의 영향을 많이 받았다고 보는 것이 맞다. 물론 그렇다고 해서 의학의 성과를 전적으로 부정할 수는 없으며, 의학은 분명 추가적으로 질병의 위험과 사망률을 낮추는 것을 가속화한 것이 사실이다. 다만, 의학의 성과를 지나치게 부풀려 생각하지는 말아야 한다는 것이다. 질병이라는 것은 치료제와 치료법 개발과 같은 단순한 의학적 성과에만 기대어서 해결할 문제가 아닌 복합적인 사회 현상이며 또한 그 자체로 복잡계Complex system를 이루고 있는 자연의 한 현상이란 것을 이해해야 한다.

오해 2: 만성질환의 증가는
고령화와 진단 기술의 발달 때문이다?

두 번째, 만성질환의 증가는 정말 고령화와 진단 기술의 발달에 따른 현상일까?

대표적인 예로, 아토피는 70년대 이전, 우리 부모님들의 어린 시절에는 그렇게 흔한 질환이 아니었다. 하지만 현재는 초등학교 1학년 어린이의 20%가 아토피를 앓고 있을 정도로 흔한 질병이 되었는데, 전 세계적으로 산업화가 시작된 1970년대 이후 아토피 환자의 수는 약 3배 정도 증가된 것으로 보고되고 있다. 그리고 이러한 어린이 아토피의 증가는 환경, 유전, 식습관 등 다양한 원

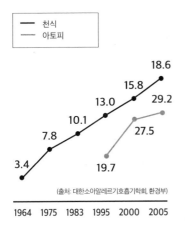

그림 1-12 **아토피·천식 유병률(단위: %)**

— 천식
— 아토피

18.6

15.8

13.0

10.1

7.8

3.4

29.2

27.5

19.7

(출처: 대한소아알레르기호흡기학회, 환경부)

1964 1975 1983 1995 2000 2005

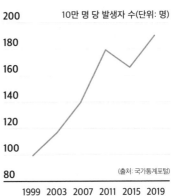

그림 1-13 **우리나라 29세 이하
24개 암종 연도별 발생 추이
(1999~2019년)**

10만 명 당 발생자 수(단위: 명)

200

180

160

140

120

100

80

(출처: 국가통계포털)

1999 2003 2007 2011 2015 2019

인이 관여하고 있는 것으로 알려져 있으며 인구의 고령화나 특별한 진단 기술의 발달과는 큰 상관 관계가 없다.

또한 암환자 역시도 최근 29세 이하 젊은 암환자가 지속적으로 늘어나고 있는데, 이러한 젊은 암환자의 증가는 대표적인 만성질환인 암이 단순히 고령화나 진단 기술의 발달로 그 숫자가 증가하는 것이 아니라는 것을 보여준다. 실제로 나 역시도 진료 현장에서 이러한 젊은 암환자들의 증가는 체감해온 부분으로 분명 어떠한 이유로 아주 젊은 나이에 암을 진단받고 투병하는 청년, 어린이들이 점점 더 많아지고 있는 것이다. 이는 무언가 우리 사회에 암을 유발하는 어떤 원인 요소가 점점 늘어나고 있다는 이야기이다.

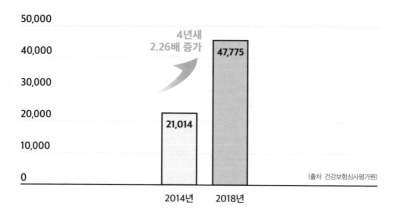

그림 1-14 20대 고혈압 환자 수(단위: 명)

4년새
2.26배 증가

47,775

21,014

(출처: 건강보험심사평가원)

2014년   2018년

그림 1-13에서 보듯이 우리나라의 젊은 암환자 수는 급격히
증가하고 있는데, 유소아, 어린이, 청소년, 대학생, 청년 가릴 것
없이 보통 평균 발생률이 20년 사이 2~3배 가까이 급등하였다.
이러한 젊은 암환자 수의 증가율은 전 세계적인 추세로 우리나라
보다 오래된 통계를 가지고 있는 미국과 같은 나라들의 상황도
별반 다르지 않다.[3] 혈관의 노화와 깊이 관련되어 있다고 알려진
고혈압 환자 수 역시 20대 고혈압 환자 수가 급격히 증가하고 있
다. 우리나라에서 2014년 2만 명 정도이던 20대 고혈압 환자 수는
2018년 4만 명으로 4년만에 2배 가까이 증가했다.

우리가 흔히 알고 있는 암과 고혈압 같은 대표적인 노인성 질

---

[3]   젊은 암환자 수의 증가율은 우리나라가 미국보다도 더 가파르게 상승하고 있어서 문제가 심각하
다고 할 수 있다.

그림 1-15 아시아권을 중심으로 급격히 증가 중인 고혈압, 당뇨 유병률

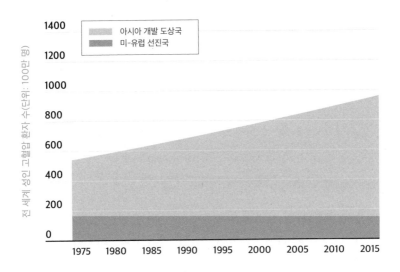

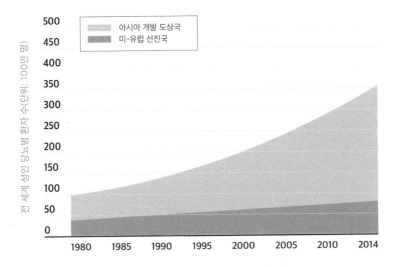

(위의 그림 출처: NCD Risk Factor Collaboration (NCD-RisC). Worldwide trends in blood pressure from 1975 to 2015: a pooled analysis of 1479 population-based measurement studies with 19·1 million participants. Lancet. 2017 Jan 7;389(10064):37-55) (아래 그림 출처: NCD Risk Factor Collaboration, Worldwide trends in diabetes since 1980: a pooled analysis of 751 population-based studies with 4·4 million participants, Lancet 2016; 387: 1513-30).

환마저도 단순히 고령화나 진단 기술의 발달로 증가하고 있는 것이 아니라는 것이다. 혹자는 또 혈압 진단의 기준이 바뀌어서 고혈압 진단 환자가 늘어난 것이라고 생각할 수도 있을 것인데, 고혈압의 진단 기준은 1950년대에도 '수축기 140mmHg, 이완기 90mmHg 이상'으로 지금과 크게 다르지 않다. 전 세계적으로 보면 고혈압 당뇨와 같은 대표적인 대사 질환의 유병률은 특히나 농업 중심의 경제 체제를 운영하던 아시아권에서 최근 급격한 사회 발전과 함께 증가하고 있다. 이는 마치 우리나라가 1970년대 이후 급격한 사회 발전과 함께 만성질환의 유병률이 증가한 것과 같다. 그만큼 고혈압이나 당뇨와 같은 질환은 단순히 고령화와 진단 기술의 발달과 같은 문제만이 아닌 사회 환경적 변화와 관련 있는 질병이라는 것이다.

오해 3: 질병은 인간의 숙명이다?

세 번째, 질병의 문제는 인간에게 있어서 숙명과도 같은 것이어서 의학이 특정한 질병을 해결하면 또다른 질병이 나타나 결국에는 계속해서 사회에는 질병이 만연할 수밖에 없다는 비관적인 관점 역시 오류를 가지고 있다.

불운 이론: 병에 걸리는 것은 운이 나쁘기 때문?

실제 질병은 인간의 숙명이라는 이런 식의 주장이 의학계에서도 연구를 통해 주장된 적이 있다. 바로 '암은 운이 나쁘면 걸리는 것'이라는 파격적인 주장으로 유명했던 '불운 이론'Bad luck theory이다. 2015년《사이언스Science》지에 발표된 이 연구에 따르면, 우리가 암에 걸리는 이유는 대부분 우리의 세포가 매일 새롭게 재생되는 과정에서 '우연히' 발생한 오류의 누적 때문이지 어떤 생활습관이라든가 외부적인 요인들이 주요 요인이 아니라는 것이다. 즉, 우리가 어떤 책 한 권을 복사할 때 구겨진 채로 복사한다거나, 한 장을 빼고 복사한다거나 중복해서 복사할 수 있듯이 우리 몸의 세포들도 날마다 새롭게 복제되고 바뀌는 과정에서 우연한 실수가 생길 수 있고, 이런 것들이 누적되어서 우연히 암세포가 되는 것이기에 이는 전적으로 운에 달린 문제라는 것이다.

이렇듯 암이 대부분 '운'에 달렸다면, 결국 '암'은 애초에 예방할 수 있는 질병이 아니고, 계속해서 세포가 재생되는 인간에게 있어서는 숙명과도 같은 존재가 되고 만다. 그러면 암에 대한 접근은 오직 '조기 진단을 통한 조기 치료'가 최선인 것이 되고, 이 연구의 영향을 받은 일부 의학계에서는 아직도 암에 대해 이런 태도를 취하고 있는 경우를 볼 수 있다.

하지만 일단 이는 생리적으로도 지나치게 단순하게 생각한 것으로, 우리 몸 속에는 이러한 오류를 수정하고, 잘못된 세포를

그림 1-16 전 세계 전립선암 유병률 분포

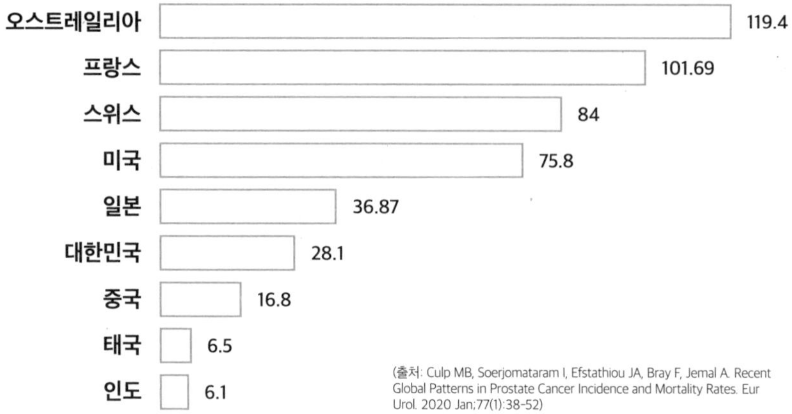

국가	값
오스트레일리아	119.4
프랑스	101.69
스위스	84
미국	75.8
일본	36.87
대한민국	28.1
중국	16.8
태국	6.5
인도	6.1

(출처: Culp MB, Soerjomataram I, Efstathiou JA, Bray F, Jemal A. Recent Global Patterns in Prostate Cancer Incidence and Mortality Rates. Eur Urol. 2020 Jan;77(1):38-52)

제거하거나 복구하는 시스템 또한 존재한다. 우리 몸이 그렇게 허술한 '복사집'은 아니란 이야기이다.

실제로 이 연구가 발표되자마자 WHO 산하 국제암연구소 IARC에서는 해당 논문에 대한 반대 성명을 발표하면서, 지난 50년 동안 국제 역학 연구를 통해 봐도 이 연구에는 많은 오류가 있다고 지적했다. 예컨대 식도암은 동아프리카 남자들에게는 일반적이지만 서아프리카에선 드물고, 결장직장암은 일본에서 예전엔 드물었으나 근래 20년 동안 4배가량 증가했다. 이런 관찰 자료는 일반 암들에 많이 나타나는 특징이며 이는 유전적 변이나 우연과는 반대로 환경과 생활양식이 암 발병의 주 요인임을 보여준다.

'불운 이론'대로라면 암에 많이 걸리는 국가 사람들은 암에

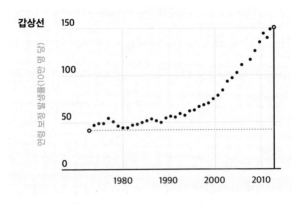

그림 1-17 시대에 따라 변화하는 암 유병률
2000년대 사람들은 1970년대 사람들보다 운이 나쁜 것일까?

갑상선

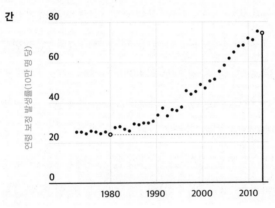

간

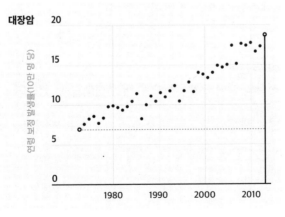

대장암

(출처: Wu S, Powers S, Zhu W, Hannun YA. Substantial contribution of extrinsic risk factors to cancer development. Nature. 2016 Jan 7;529(7584):43-7.)

적게 걸리는 국가 사람들보다 운이 나쁜 사람들이라는 이야기가 되고 같은 지역이라도 시대와 사회 변화에 따라 암 발생률이 달라지는 것이 설명이 되지 않는 것이다. 앞 페이지의 그래프를 보면 전립선암은 남중아시아보다 호주·뉴질랜드에서 17배 높게 나타난다. 남중아시아 사람들은 호주·뉴질랜드 사람들보다 운이 나쁜 것일까?

《네이처 Nature》지에도 '불운 이론'에 대한 반박 논문이 나온다. 줄기세포가 유사하게 분열하는 조직에서도 암 위험도 차이가 상이했으며, 컴퓨터 모델링 상에서도 암이 내부적인 요인보다는 외부적 영향을 받는다는 사실 등이 증명되었다. 이러한 《네이처》 논문에 따르면, 암 발병 원인의 80% 가량이 유전이나 '운'이 아니라 오히려 생활 환경과 습관의 차이에서 비롯된다고 설명하고 있다. 이렇게 되면 우리는 암을 정복하는 데 있어서 '조기 진단'이나 '조기 치료'가 아닌 암이 잘 생기지 않는 사회 환경을 조성하는 것이 우선이라는 것을 알 수 있다. 즉, 대부분의 암은 인간의 숙명이 아니라, 예방할 수 있는 것들이란 뜻이다.

후성 유전학:
유전자의 발현도 후천적으로 내가 선택할 수 있다면

질병에 관해 숙명론적 관점을 가지고 있는 사람들은 유독 '유전'에 대한 언급을 많이 한다. 하지만 최근에는 유전자의 문제까지 개인의 운명이 아닌, 후천적인 영향으로 유전자의 발현을 바꿀 수 있다는 후성 유전학Epigenetics이 대두되면서 이제는 유전자만 탓하는 시대도 지나가고 있다고 할 수 있다.

후성 유전학이란 타고난 유전자 DNA의 변화 없이도 사람이 살아가면서 먹는 음식, 생활 환경, 습관 등의 영향으로 생긴 후천적인 변화가 그가 가지고 있는 유전자의 스위치를 끄거나 켜는 형식으로 유전자의 발현을 조절할 수 있으며, 이러한 유전자의 발현이 본인뿐만 아니라 다음 세대 또 그 다음 세대까지 유전되어 영향을 미칠 수 있다는 이론이다. 한마디로 내 운명을 태어날 때부터 가지고 있는 DNA가 이미 결정하고 있는 것이 아니라, 내 스스로 살아가며 내 DNA의 스위치를 끄거나 켜는 선택을 할 수 있다는 것이고, 이러한 나의 후천적인 선택이 자손들에게까지 유전적으로 영향을 줄 수 있다는 것이다.

후성 유전학 개념

유전자의 발현은 내가 스위치를 누르냐 마느냐 하는 후천적인 결정에 영향을 받고, 이러한 후천적인 획득 형질이 후손에게도 유전된다.

이러한 후성 유전학에 따르면 정말로 선천적인 유전 질환이 아닌 이상 우리가 살아가면서 걸리는 대부분의 질환들은 유전

이나 운명의 문제라기보다는 우리 스스로 그러한 질환에 걸리는 삶의 방식을 선택했거나 환경 등의 영향을 받은 후천적인 결과이다.

최근 들어 고혈압이나 당뇨, 뇌혈관 질환, 소화기 질환, 암 등을 앓고 있거나 염려하는 환자들이 자신의 부모가 동일한 질환을 앓았다거나 가족력이 있다거나 하는 것을 크게 강조하는 경우를 자주 본다. 물론 개인에 따라서 유전적 취약성을 보이는 사람들은 존재할 수 있다. 그러나 이는 어디까지나 나에게 그런 질환을 일으킬 수 있는 스위치가 남들보다 좀 더 많다는 의미일 뿐이지 그러한 스위치를 누르는 것은 나의 후천적인 선택인 경우가 많다. 예를 들어 남들보다 선천적으로 고혈압에 취약한 스위치를 가지고 있을 수 있어도 그러한 스위치를 누르는 것은 대체로 후천적인 선택에 좌우된다는 뜻이다.

물론 이러한 관점은 지나치게 질병의 책임을 개인에게 떠넘길 수 있어서 다소 주의가 필요하다. 또한 우리가 살아가면서 노출되는 많은 후천적인 인자들은 단순히 개인의 의지로 선택한 것이 아니라, 그 시대와 사회가 가지고 있는 문화나 개인 차원에서 해결할 수 없는 환경적인 요소들인 경우도 많다. 따라서 이러한 문제들을 모두 개인 차원에서만 탓할 수는 없다.

다만, 내가 여기서 후성 유전학 개념을 강조하는 이유는, 아직도 많은 사람들이 유전자 탓만 하고 운명론적인 관점으로 질병 문제를 바라보는 경우가 너무나 많기 때문이다. 물론 타고난 유전적 소인을 완전히 무시할 수는 없다. 하지만 이제는 '후성 유전학'의 발견으로 선천적인 유전 문제에 대해서도 후천적인 노력으로 유전자의 발현을 조절할 수 있는 경우가 있으며, 또 부모와 윗세대의 후천적인 생활과 환경 관리로 자녀와 그 다음 세대에게 좋은 유전 환경을 물려줄 수 있다는 것이 발견되었다. 따라서 인간은 질병 문제에 있어서 생각처럼 그렇게 숙명적이거나 무기력하지만은 않다고 할 수 있다.

쌍둥이 연구를 통해 본 유전의 진실

1. 수명과 질병에 있어서 유전자는 중요 결정 요인이 아니다.

2. 유전자가 똑같고 비슷한 환경에서 살아온 일란성 쌍둥이의 수명
도 평균 10년 이상 차이가 난다.

3. 1870~1910년 사이에 덴마크와 핀란드, 스위스에서 태어난 모든
쌍둥이 기록을 조사해 약 만 쌍의 일란성·이란성 쌍둥이를 추적
한 결과 일란성 쌍둥이들은 이란성 쌍둥이들보다는 수명이 조금
더 비슷했지만 절대 다수는 사망 연도가 크게 차이 났다.

4. 여자 쌍둥이들의 경우 한 명이 100세까지 살면 다른 한 명이
100세까지 살 확률은 4%였다. 이는 일반 여성의 경우 1%밖에 안
되는 것과 비교하면 높은 것이지만 큰 의미가 있는 차이는 아니
다. 쌍둥이 누이가 100세까지 살 경우 남자 형제가 그 나이까지
살 확률은 0.4%, 일반 남성은 0.1%이다.

5. 2000년 스칸디나비아 지역 쌍둥이 4만여 쌍을 조사한 연구 결과
에 따르면 암에서도 유방암, 전립선암, 결장암을 제외하면 유전적
영향은 그리 크지 않았다. 그리고 이러한 암들에 있어서도 일란성
쌍둥이 중 하나가 이들 암에 걸렸을 때 다른 한 명이 같은 병에 걸
릴 확률은 15% 이하로 일반인보다 5배 높은 것이지만 그렇게 큰
위험은 아니다.

6. 부모의 키가 평균보다 얼마나 큰가 하는 것으로 당신 키를
80~90% 설명할 수 있지만 부모가 얼마나 오래 살았는지는 당신
의 수명에 대해 3%밖에 설명하지 못한다.

질병 없는 사회의
가능성

질병이 인간의 숙명이 아니라면, 인간은 질병의 문제로부터 해방
될 수도 있는 것일까? 만약 질병 없는 사회가 인류 역사에서 실제
로 존재했다면 그리고 지금도 존재한다면 어떨까? 여기 그런 가
능성을 보여주는 연구와 사례 몇 가지가 있다.

이누이트와
뢰첸탈 계곡의 사람들

오메가3 지방산의 효능 연구로 널리 알려진 1972년 그린란드 이
누이트 연구는, 특정한 사회적 환경이 갖춰지면 고혈압이나 동맥
경화, 심혈관 질환 같은 것이 거의 없는 세상이 존재할 수 있다는

가능성을 보여준다.

당시 이누이트들은 혈액 내 중성지방, 콜레스테롤 수치가 전 연령에 걸쳐서 매우 낮았는데, 심지어 이누이트 노인의 혈액검사 수치도 당시 덴마크의 어린이들 수치보다 좋았다고 한다. 그리고 이들에게는 당연히 동맥경화나 심혈관 질환을 거의 찾아볼 수 없었다. 또한 재밌는 것은, 이들 중 고향을 떠나 현대 문명을 접한 사람들의 혈액 상태는 일반적인 유럽인과 크게 차이가 없어졌다. 그 말은 현대 문명인들과 이누이트들 간의 건강 차이가 유전적인 요소가 아닌 그들의 생활 환경으로 인해 나타난 결과라는 것을 보여준다.

그래서 당시 연구자들은 이누이트의 식습관을 주목했다. 그 중에서도 오메가3로 대표되는 생선의 섭취를 주목하여 이 연구는 오메가3 지방산의 효능 연구로 널리 알려지게 된 것이다. 여기서 오메가3 만으로 혈관질환이 예방될 수 있다는 과격한 주장을 하려는 것은 아니다. 이에 대해서는 추가적인 논의가 필요하다. 다만 적어도 이 연구는 우리에게 심혈관 질환이 없는 사회가 존재할 수 있다는 가능성을 충분히 보여주고 있으며, 심혈관 질환이 인간의 숙명적인 질병이 아니라는 사실을 말해준다.

그리고 이보다 앞선 1930년에도 웨스턴 프라이스Weston Andrew Valleau Price라고 하는 캐나다의 한 치과의사이자 인류학자가 전 세계 원주민들의 생활 환경과 영양에 따른 건강 상태를 조사

뢰첸탈 계곡 아이들의 치아 vs 스위스의 현대화된 지역 아이들의 치아

(사진 출처: 웨스턴 프라이스, 《영양과 신체의 퇴행》, 1939).

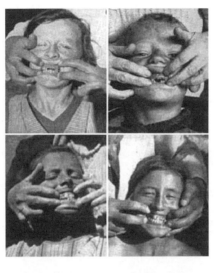

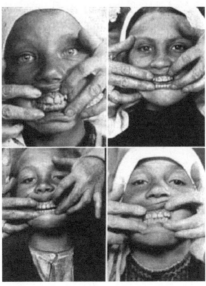

한 적이 있다. 그는 좋은 자연 환경과 건강한 토착 음식 문화를 지닌 원주민들의 건강과 치아 상태가 현대 문명화된 지역보다 월등히 좋다는 것을 보고하였다. 특히나 그가 조사한 지역 중 스위스의 뢰첸탈 계곡Lötschental Valley의 기록을 보면 재미있다. 뢰첸탈 사람들은 의사가 필요 없을 정도로 모두 건강하였고, 심지어 충치도 거의 없었다고 한다. 그 당시 뢰첸탈 계곡에는 약 2천여 명의 주민이 살고 있었고, 뢰첸탈은 아직 문명화되지 않은 전통적인 생활을 유지하고 있었다.

웨스턴 프라이스에 따르면 뢰첸탈 사람들은 전 유럽에서 체격과 건강 상태가 가장 좋은 사람들이었으며, 뢰첸탈에는 의사가 거의 필요 없었기에 실제로 의사나 치과의사가 없었다고 했다. 또한, 당시 스위스에서는 결핵이 가장 심각한 질병이었는데, 뢰첸탈 계곡에서는 심지어 결핵 감염자도 전혀 없었다. 그리고 그들의 치아 상태는 당시 스위스의 문명화된 지역과 비교하여 매우 건강했는데, 계곡의 아이들의 치아 280개 중에 3.4%만이 충치가 발견되었고, 이 계곡에서 발굴된 모든 두개골에서도 비교적 완전한 치아가 발견되었다고 한다.[4] 그리고 이러한 전통 사회에 대한 과거의 기록들은 지속적으로 우리들에게 '질병'의 절대적인 숫자

---

4   이러한 웨스턴 프라이스의 발견은 1939년 출판된 그의 저서 《영양과 신체의 퇴행Nutrition and Physical Degeneration》에 다양한 사진과 함께 정리되어 있으며, 현재까지도 그의 업적을 기리는 웨스턴 프라이스 재단Weston A. Price Foundation이 운영되고 있다.

가 적은, 말 그대로 '질병 없는 세상'이 가능할 수 있다는 분명한
메시지를 전달해주고 있다.

현대의 건강 장수 지역
블루존

심지어 현대에도 이와 유사한 사례가 존재한다. 바로 '블루존'Blue
Zone이라고 불리는 건강 장수 지역들이다. 블루존은 2005년 미국
의《내셔널 지오그래픽National Geographic》연구원이자 작가인 댄
뷰트너Dan Buettner가 전 세계적으로 사람들이 건강하게 장수하는
지역 5곳을 찾아 명명한 이름이다. 일본의 오키나와, 이탈리아의
사르데냐의 누오로 지역, 코스타리카의 니코야, 그리스의 이카리
아, 캘리포니아의 로마린다가 블루존에 해당한다.

　블루존 지역은 100세 이상 인구 비율이 세계 어느 곳보다 높
은 고령화 지역인데도 오히려 암이나 치매 같은 만성질환 비율은
현저히 낮은 것이 특징이다. 그리스 이카리아 같은 경우는 90세
이상의 인구가 전체의 1/3을 차지할 정도로 고령화된 곳이지만
치매 환자가 거의 없고 암이나 만성질환도 거의 발견되지 않는
다. 블루존 지역 사람들은 공통적으로 자연에서 주는 채식 위주
의 건강한 식생활을 하고, 많은 활동을 하며, 긍정적으로 생활을

하는데, 그렇기 때문에 우울증 환자도 찾아보기 어렵고 삶의 만족도도 높다고 한다.

댄 뷰트너는 블루존을 직접 보고 온 이야기를 TED에서 강연한 적이 있다. 해당 영상에서 소개한 102세 가라데 사범, 수영으로 아침을 시작하고 수상 스키를 즐기는 103세 노인, 심장 개복수술을 하는 97세 의사, 7개의 자원봉사 활동을 하고 있다는 104세 노인을 비롯한 블루존 지역 사람들의 삶의 모습은 누구에게나 신선한 충격과 도전으로 다가올 것이다.[5]

한편, 우리나라에서도 2018년 SBS를 통해 '블루존'의 이야기를 다룬 다큐멘터리가 방송된 적이 있는데, 특히 해당 방송에서 블루존 지역 중 한 곳인 이카리아섬의 의사가 나와 인터뷰한 내용은 우리들의 의료 환경에 대해 생각할 거리를 제공한다. 이카리아섬은 우리나라 울릉도보다 면적이 3배 큰 섬이지만 의사는 단 2명뿐이고, 인터뷰를 한 '레디아디스 일리아스'라는 사람은 이카리아섬에서 평생 내과 의사로 진료를 했다고 한다. 그리고 그러한 그가 이카리아섬의 '의료'에 대해 이야기하는 것은 오늘날 우리에게 익숙한 '의료'의 모습과는 조금 다르다.

일단 이카리아섬에는 환자 자체가 많지 않아서 의사가 할 일이 별로 많지 않다고 한다. 그리고 이카리아에서는 90세가 넘은

---

5   댄 뷰트너의 TED 강연은 유튜브 TED 채널에 "How to live to be 100+-Dan Buettner"이란 제목으로 올라와 있다.

노인들도 직접 걸어서 병원에 와서 진료를 받지, 우리가 상상하듯이 병상에 누운 노인 환자를 의사가 방문하여 진찰하는 일이 흔치 않다고 한다. 아니, 정확히 말하면 그는 오히려 병상에 누워 있는 노인 환자를 진찰하러 의사가 직접 가야만 하는 다른 나라의 상황이 상상이 안 간다고 말했다.

환자의 절대적인 숫자 자체가 많지 않은 세상, 의사가 최고의 직업으로 인기를 누리는 것이 아니라 오히려 의사가 별로 필요 없는 세상, 고령이 되어서도 활기 넘치게 건강하게 사는 세상. 오늘날까지 남아 있는 '블루존' 지역과 같은 건강한 사회의 모습은 어떻게 보면 눈부신 의료 기술의 발전만을 기다리는 현대인들에게 시사해주는 바가 있지 않을까?

질병의 역사:
전염병과 싸우며 발달한 초기 현대 의학

다시 본론으로 돌아와서, 이쯤 되면 이제 현대의 의료 시스템 자체에 대해 한 번쯤은 질문을 던져봐야 할 때라는 것에는 많은 사람들이 동의할 수 있을 것이다. 현대에는 왜 이토록 만성질환의 문제가 끊임없이 심해지기만 하는 것인지, 우리는 정말 의학만 믿고 기다리면 되는 것인지, 지금까지 의학은 어떠한 방향을 가지고 발전해온 것인지 등 우리가 다시 한번 묻고 살펴봐야 할 질문들은 수도 없이 많다. 그리고 이 문제를 제대로 논의하려면 먼저 역사를 알아야 하고, 그중에서도 질병의 역사를 이해해야 한다.

인류사를 휩쓸었던 전염병들

앞서 말한 대로 산업화 이전에는 전 세계 인구의 주요 사망 원인이 '만성질환'이 아닌 전염병, 기아, 전쟁 같은 것들이었다. 서양의 경우 '암흑기'라고도 불리는 14세기 '대기근'으로 영국 인구의 10~15%가 사망하였고, '흑사병'(페스트)의 유행으로 유럽 인구의 1/3이 사망하였으며, 영국과 프랑스의 '백년 전쟁'은 무려 20~30만 명의 사상자를 낳았다. 분명히 지금과는 많이 다른 시대였던 것이다.

표 1-2 **인류사를 휩쓸었던 전염병**

전염병	시기	사망자 수(추정치)	비고
안토니우스 역병	165~180	500만 명	천연두 혹은 홍역으로 추정
유스티니아누스 역병	541~542	3~5천만 명	당시 비잔틴 제국 인구의 절반, 세계 인구의 약 19%
일본 천연두 대유행	735~737	100만 명	당시 일본 인구의 1/3
흑사병(페스트)	1347~1351	2억 명	당시 세계 인구의 절반
이탈리아 대역병(페스트)	1629~1631	100만 명	
런던 대역병(페스트)	1665	10만 명	당시 런던 인구의 1/5
콜레라 전염병 1-6차	1817~1923	100만 명	

제3차 대역병(페스트)	1885	1,200만 명	중국, 인도
황열병	1800년대 후반	미국에서만 15만 명	
러시아 독감	1889~1890	100만 명	
스페인 독감	1918~1919	4~5천만 명	당시 세계 인구의 2.5%
아시아 독감	1957~1958	200만 명	
홍콩 독감	1968~1970	100만 명	

(출처: Nicolas LePan, A visual history of pandemics, World Economic Forum Webpage, 15 Mar 2020 https://www.weforum.org/agenda/2020/03/a-visual-history-of-pandemics)

인류사의 대부분은 사실 이처럼 전염성 질환과 기아 문제, 전쟁과 같은 감염병 관리와 응급 의학 체계가 의료 시스템에서 중요하게 강조된 시기였다. '만성질환'이 사망 원인의 60%를 차지할 정도로 의학사에서 중요하게 대두되기 시작한 것은 불과 100년 정도밖에 되지 않은 최근의 일이다.

산업화가 시작되었던 1900년만 해도 미국의 10대 사망 원인을 보면 폐렴, 결핵, 장염과 설사와 같은 감염병이 1~3위를 차지하고, 이후 심장 질환, 뇌졸중, 간 질환, 사고, 암, 노쇠, 디프테리아 순으로 대부분이 지금과 달리 급성·감염성 질환 범주에 속하는 질환군이었다. 그러던 것이 약 100년 후인 1997년 사망 원인 통계에서는 그 자리에 심장 질환, 암, 뇌졸중, 만성 폐 질환, 사고, 폐렴과 독감, 당뇨, 에이즈, 자살, 만성 간 질환과 같이 만성질환 중

그림 1-18 1900년과 1997년 미국 10대 사망 원인 비교(단위: %)

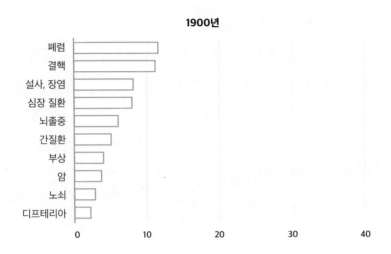

1900년

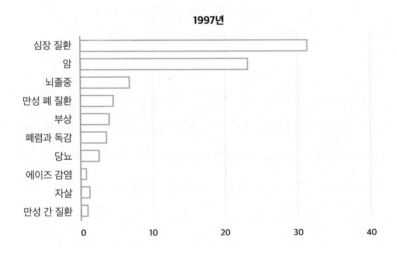

1997년

(출처: Morbidity and Mortality Weekly Report, Achievements in Public Health, 1900~1999: Control of Infectious Diseases, July 30, 1999 / 48(29):621-629)

심으로 변한 것이다. 이러한 20세기 동안의 변화를 어떤 이들은 좋은 쪽으로만 생각하여 감염병과의 전쟁에서 승리한 시기라고 평가하는 사람들도 더러 있다.[6]

하지만 여기서 문제는 20세기 전염병 감소의 주요한 배경이 앞서 이야기한 대로 영양이나 보건 위생과 같은 사회 환경의 개선이었음에도 불구하고, 대부분의 사람들이 이를 마치 의학의 승리처럼 생각했다는 것이다. 사람들은 영양이나 보건 위생 등 의학 외적인 요인보다는 치료적 행위와 주체가 있고 좀 더 드라마틱한 요소가 있는 '의학의 발전'에 주목했다.

천연두의 정복, 현대 의과학 신화의 시작

특히 1980년 전 세계적인 백신 보급에 힘입어 수세기에 걸쳐 인류를 괴롭히던 천연두가 정복되었을 때는 사람들이 너나 할 것 없이 '의학의 승리'를 외칠 수밖에 없는 상황이었다. 천연두는 예전에 비디오 테이프를 틀면 '안내 영상'으로 나오던 "옛날에는 호환, 마마, 전쟁 등이 가장 무서운 재앙이었지만…(이하 생략)" 이라

---

6   1969년 윌리엄 스튜어트 William H. Stewart 미국 공중위생국장은 "전염병은 이제 대부분 끝이 보인다"라고 선언했다.

는 말 속에서 '마마'媽媽에 해당하는 질환으로 말 그대로 과거 인류가 가장 두려워하던 질병 중 하나였다.

천연두의 감염성을 나타내는 감염재생산지수(R, 감염병의 전파력)는 3.5~6으로 오늘날 전 세계적으로 유행하고 있는 신종 코로나바이러스COVID-19와 유사하거나 더 높았으며, 치사율은 30%로 코로나의 15~30배에 해당했다.

기원전 1157년에 사망한 이집트의 람세스 5세의 미이라에서도 천연두의 흔적이 발견되며, 프랑스의 루이 15세, 스페인의 루이스 1세, 러시아의 페트리아 1세와 같은 한 나라의 국왕들도 천연두로 사망하였다. 또한 배를 타고 아메리카 신대륙으로 건너간 소수의 유럽인들이 당시 수백만이 넘었던 잉카 제국과 같은 거대한 토착 국가들을 정복할 수 있었던 배경에도, 그들의 침략 전쟁이 있기 이전에 유행하였던 천연두와 같은 강력한 전염성 질환이 아메리카 인디언들의 전부 또는 대다수를 죽음에 이르게 하였기에 가능했다는 기록도 있다.

이처럼 천연두는 한 개인과 국가의 흥망성쇠를 결정할 정도로 무시무시한 질환이었는데, 이러한 천연두가 1980년 '백신'이라는 인류의 의료 기술에 의해 완전히 정복된 것이다. 그리고 이는 지금까지 인류 역사상 의학의 힘으로 완전히 정복한 유일한 전염병이다.

하지만 다시 한번 강조하자면, 인간에게 감염성 질환을 야기하는 병원체는 지금까지 알려진 바로는 1,400여 가지가 넘고, 천연두는 그중 유일하게 의학의 힘으로 정복된 전염성 질환에 불과했다. 그럼에도 불구하고, 천연두는 워낙 오랜 시간 인류를 괴롭힌 무서운 질환이었기에 그 퇴치 소식의 파급력이 매우 컸고, 그결과 이러한 신화를 만들어낸 20세기의 의학과 '질병관'疾病觀은 단순히 의학계에만 영향을 준 것이 아니라 대중들에게도 널리 각인되게 된다.

이후 사람들은 어떤 질병이든 의학이 발달하면 '천연두'처럼 의학의 힘으로 완전히 정복될 수 있다고 믿게 되었고, 이렇듯 전염병에 적극적으로 대항하며 발달한 20세기 의학이 결국 현대의 의료 시스템의 형성과 질병관 형성에까지 지대한 영향을 끼치게 된다.

환원론과
마법의 탄환

환원론:
특정 질병-특정 원인-특정 치료법

당시 감염성 질환은 대부분 명확한 한 가지 병인病因이 있고, 의학적으로는 원인이 되는 미생물을 제거함으로써 질병을 치료할 수 있다는 개념이 발달했기 때문에, 이를 모든 질병에 적용시켜서 특정 질병specific disease은 특정한 원인specific cause이 있으며, 이에 대한 특효 요법specific therapy이 존재한다는 환원론적Reductionism 관점의 질병관이 이 시기에 대표적으로 대두하게 된다.

'환원론'이란, 복잡한 현상을 쪼개고 쪼개서 세분하여 이해하려는 시도인데, 또 반대로 이렇게 쪼개 놓은 부분의 합을 전체와 동일하다고 이해하는 것이 특징적이다. 즉, 이러한 환원론에 따르면 우리는 인체와 질병이라는 복잡한 현상을 기관, 세포, 바이러스, 세균과 같이 작게 쪼개서 관찰함으로써 이해할 수 있다는 생각을 하게 되고, 그리고 다시 이렇게 개별적으로 이해한 부분들을 합치면 전체를 완전히 이해할 수 있다는 생각을 하게 된다. 그리고 의료는 어쩌면 오늘날까지도 '천연두'를 정복할 때 가졌던 이러한 환원론적 관점으로 모든 질병에 대한 특효 요법을 찾아내려는 시도를 하고 있는 것인지도 모른다.

'환원론'의 개념이 너무 어렵게만 들린다면 새로운 치료제가 개발되어 어떤 질병이 정복될 것이라는 의학 뉴스를 접한 우리들의 모습을 한번 상상해보면 쉽게 이해할 수 있을 것이다. TV에서 특정 질병의 정복이 멀지 않았다는 뉴스를 볼 때 우리는 앞서 이야기한 대로 큰 감동과 부푼 기대감을 가지고 미래를 그리게 된다. 이때 많은 경우 우리는 스스로나 사회적인 어떠한 변화나 노력은 배제하고 오직 '의학의 발전'에 힘입어 질병이 정복되는 과정을 상상한다. 예를 들어, 암이라는 특정 질병에 대한 특효약이 개발되었다는 소식이 전해지면 '우리는 암이 곧 정복되겠구나' 싶은 생각을 하게 된다. 이런 일련의 사고 과정 어디에도 환자의 주체적인 노력이나 생활 습관의 변화, 사회 환경적인 변화와 같은 다양한 요소는 배제된다. 마치 백신이라는 특효 요법의 보급으로 '천연두'가 종식되는 것을 꿈꾸듯이 말이다.

하지만 하물며 과거 전염성 질환의 감소에 있어서도 사실은

그림 1-19 **환원론에 따른 질병관**

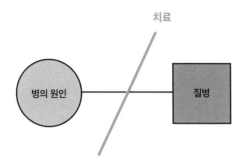

영양이나 위생 개선 같은 사회 환경의 변화 등이 복합적으로 주요하게 작용했는데, 우리는 종종 모든 질환에 대해 이렇듯 전지전능한 '의학' 중심의 관점을 적용시키고 있는 것이다. 즉, 현실에서 우리는 당뇨를 '생활 습관병'이라고 부르면서, 막상 그 치료에 대해서는 당뇨병이라는 질병 개념이 우리 몸 속에서 쏙 빠져나가거나 특효약이 개발되어서 그 원인을 완벽히 제거하는 식으로 질병의 정복과 치료 과정을 인식하고 있는 경우가 많다. 이렇게 질병과 사람을 분리해서 인식하고, 질병의 원인을 어떤 단일한 선형Linear의 과정으로 보고 해당 과정을 끊음으로써 질병을 정복할수 있다는 생각을 하는 것을 우리는 환원론에 입각한 질병관이라고 부른다.

그리고 이러한 사고 체계는 사실 애초에 의학 뉴스에서 흥분된 목소리로 새로운 치료법의 개발을 이야기하는 의료진이나 기업들부터 가지고 있는 경우가 많다. 전문가들 역시 사회나 다른 집단, 개인, 환경 등의 복합적인 개입보다는 본인들의 독점적인 힘과 기술로 특정 질병을 다스리겠다는 생각을 하는 것이다. 그리고 이는 그만큼 20세기의 전염성 질환을 상대하며 발달한 기본적인 의학의 '질병관'이 현대의 우리에게, 전문가건 일반인이건 할 것 없이 모두 뿌리 깊게 박혀 영향을 주고 있다는 의미이기도 하다.

질병만 공격하는 마법의 탄환

사실 '의학'의 힘만으로 질병이 정복되는 것은 어떻게 보면 가장 이상적인 의료의 모습일 수도 있다. 현실이 어떠하든 사람들은 대부분 복잡한 것을 좋아하지 않는다. 이러한 꿈의 의학의 개념을 잘 설명한 용어가 의학계에 이미 있는데, 바로 'Magic Bullet'(마법의 탄환)이라는 개념이다. 이는 1908년 메치니코프와 함께 노벨생리의학상을 받은 독일의 파울 에를리히(Paul Ehrlich, 1854~1915)가 처음 주창한 용어로 '인체에는 해를 입히지 않고, 병원균만 죽이는 마법의 치료제'란 뜻이다. 한마디로 정확히 원하는 목표물만 맞추는 탄환처럼 '질병만 타깃으로 치료하고 몸에는 해롭지 않은 마

파울 에를리히(Paul Ehrlich, 1854~1915)와 살바르산 606(Salvarsan 606)

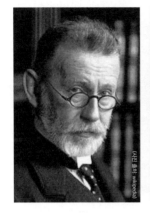
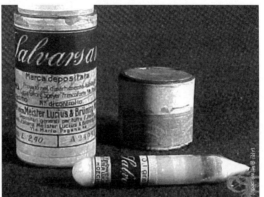

법의 약'을 의미한다. 이러한 '마법의 탄환'이 주는 희망의 메시지
는 어찌 보면 우리가 의학뉴스를 보면서 오로지 의학 기술의 발
전만으로 질병이 정복되기를 기다리는 것과도 비슷하다.

　실제 에를리히의 '마법의 탄환'의 꿈은 어느 정도 현실화되기
도 했다. 그 당시 전 유럽 인구의 10% 정도가 매독으로 고통받았
다고 할 정도로 매독이 유행이었다. 그는 숙주인 인간에게는 해
가 없고 매독을 일으키는 세균만을 죽일 수 있는 마법의 탄환을
찾고자 노력했다. 그 결과 수백 개의 비소 유기 화합물 중 606번
째의 화합물(살바르산, Salvarsan 606)로 매독에 걸린 토끼를 치유하는
데 성공했고, 이 살바르산은 후에 독일의 화학 회사 훽스트Hoechst
AG에서 제조하게 된다. 이렇게 만들어진 살바르산은 합성 화학의

약품의 시초이자 세계 최초의 블록버스터 의약품이었고 당시 세계에서 가장 많이 처방하는 의약품이 된다. 1940년대 페니실린이 나오기 전까지 살바르산은 매독에 대한 가장 효율적인 치료제였다.

이렇듯 살바르산, 페니실린 등으로 이어지는 블록버스터 의약품의 성공은, 자본주의 사회의 산업으로 자리 잡은 의료 업계와 제약 업계에도 큰 충격으로 다가왔을 것이다. 어찌 보면 의료 산업은 이때부터 늘 이러한 블록버스터급 '마법의 탄환'에 대한 꿈을 가지고 발전해왔는지도 모른다. 실제 2001년 《TIME》지에서는 만성 골수성 백혈병 항암제 이마티닙(상품명 글리벡)을 'Magic Bullet'으로 소개하였다.[7] 이렇듯 '마법의 탄환' 개발의 꿈은 살바르산 이후 반세기 이상이 지난 지금까지도 의학계 곳곳에서 찾아볼 수 있다.

마법의 탄환 개념은 100년도 안 된 개념이고, 장·노년층壯老年層 인구의 대다수는 이러한 개념으로 실제 특정 질병이 정복되거나 크게 치료율이 상승하는 것을 목격한 세대들이다. 사정이 이렇다 보니 '마법의 탄환'으로 대표되는 질병관은 의료계뿐만 아니라 대중들 사이에도 깊숙이 스며들어 있다. 우리는 흔히 질병에 걸리

---

7   최초의 표적항암제로 만성 골수성 백혈병 환자의 90%에서 발견되는 필라델피아 염색체philadel-phia chromosome에서 합성되는 Tyrosine kinase를 억제한다. 글리벡 이후 이전까지 특별한 치료법이 없던 만성 골수성 백혈병 환자의 생존 기간을 획기적으로 늘렸다고 평가된다.

그림 1-20 환원론에 따른 질병 치료 방식

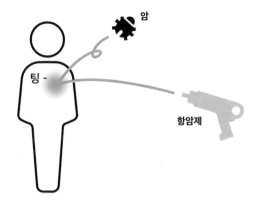

면 '감기약', '당뇨약', '혈압약', '항암제' 등등 해당 질병명을 붙여 약 이름으로 부른다. 이것이 바로 해당 약이 해당 질환을 치료한 다는 타깃화된 개념이다. 물론 마법의 탄환처럼 부작용이 없다고 믿는 사람은 거의 없지만, 특정 질환에는 특정 약을 쓰면 낫는다 는 개념이 광범위하게 쓰이고 있는 것이다. 그리고 이러한 시각 이 바로 질병을 각각의 개별적이고 선형화된 과정 Linear process 으 로 인식하는 환원론에 해당한다. 즉, 우리 몸에서 '질병'이란 것을 벌레를 튕겨 내듯이 분리해낼 수 있다는 믿음인 것이다.

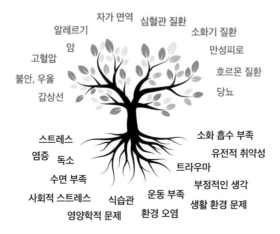

그림 1-21 만성질환은 다양한 원인이 관여하여 생긴다.

자가 면역 심혈관 질환
알레르기 소화기 질환
암 만성피로
고혈압 호르몬 질환
불안, 우울 당뇨
갑상선

스트레스 소화 흡수 부족
염증 독소 유전적 취약성
수면 부족 트라우마
사회적 스트레스 식습관 운동 부족 부정적인 생각
영양학적 문제 환경 오염 생활 환경 문제

급성질환처럼 다루어지는 만성질환

하지만 현대의 만성질환에 대해서까지 이런 시각을 적용하게 되면 여러 가지 문제점이 나타난다. 만성질환은 기본적으로 오랜 세월 누적된 생활 습관의 문제나 환경적인 요소, 유전적인 소인 등이 복합적으로 작용하여 발생한다. 물론 이런 만성질환들 중에도 때로는 한 가지 원인이 주요하게 작용하는 경우가 있기도 하지만, 이런 경우도 만성질환에서는 대부분 단일한 원인만으로 질병이 발생하는 것은 아니고, 추가적인 다른 요소들이 복합적으로

그림 1-22 **급성질환**(Linear process)

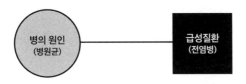

그림 1-23 **만성질환**(Network, Complex condition)

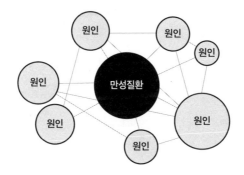

작용하여 질병을 유발하는 경우가 많다.

　예를 들어, 대표적인 만성질환인 암의 경우, 기본적으로 전체 암의 80~90%는 후천적인 생활 환경의 영향을 받는 것으로 나타나 있다. 이는 우리가 생활하면서 먹는 음식이나 수면, 스트레스, 생활 습관, 발암 물질이나 환경 독소의 노출, 운동 등 다양한 요소가 암의 발병에 관여한다는 이야기이다. 이는 심지어 자궁경부

암과 같이 특정 바이러스가 주요 원인으로 밝혀진 암에 있어서도 마찬가지이다.[8]

이러한 바이러스가 활성화되고 세포의 돌연변이를 야기해 암으로까지 진행되는 데에는 역시나 면역력과 같은 다양한 후천적인 요소가 관여하고 있다. 정리하면, 대부분의 만성질환은 다양한 원인이 오랜 시간 복잡한 과정을 통해 관여하면서 발생하는 것이지, 급성질환처럼 단일한 원인으로 인해 어떤 하나의 과정을 거쳐 발생하는 것이 아니다. 만성질환은 특정 미생물과 같이 병의 원인이 인체 외부에 있거나 단일하지 않으며, 오랜 기간 다양한 원인의 상호 작용을 통해 발생하고 또한 지속되기에 급성질환과 같이 단일한 요소 몇 가지를 타깃으로 접근하기가 어렵다

그러면 한번 이런 내용을 이해한 상태로, 앞서 언급한 '감기약', '당뇨약', '혈압약', '항암제'와 같은 약들을 질환명을 대표로 하지 않고, 약의 효과에 따라 다시 한번 이름 붙여 보도록 하자. 대략적으로 감기약은 '프로스타글란딘 생성 억제제', 'Cox-2 억제제', '기침 중추 억제제', '히스타민 분비 억제제', '비강내 혈관 수축제'/ 당뇨약은 '췌장 인슐린 분비 증가제', '간의 포도당 합성 억제제'/ 혈압약은 '이뇨제', '안지오텐신 전환효소 억제제', '칼슘 채널 차단제'/ 항암제는 'DNA 회전효소 억제제', 'DNA 구조 손

---

8   자궁경부암의 약 90% 정도는 인유두종바이러스HPV가 원인인 것으로 밝혀져 있다.

상제', 'DNA 대사 억제제', '미세소관 저해제' 등으로 명명할 수 있다.

그리고 이렇게 약의 효능에 따라 명명하게 되면 복잡하긴 하지만 '억제제', '저해제', '차단제' 등 특정 인체의 작용만 조절할 뿐 질병의 원인을 제거한다거나 질병 자체를 치료하는 약물이 아니라는 것을 누구나 알 수 있다. 이러한 약물들은 결국 '대증치료 약물'Syptomatic Treatment에 속하는데, '대증치료'對症治療란 말 그대로 '증상에 대한'對症 치료를 한다는 뜻으로, 질병 자체를 치료하는 것이 아닌 질병으로 인한 증상을 조절하거나, 증상을 유발하는 몇 가지 원인을 차단하는 효과를 낸다는 뜻이다.

감기는 사실 만성질환이 아니지만, 원인이 되는 바이러스나 세균이 너무나 다양하고 변이도 많아서 원인 미생물을 표적으로 하는 치료제를 개발하지 못하고, 감기로 인한 불편 증상을 억제하는 약들이 주로 감기약으로 처방되는데, 이 경우가 대표적인 '대증치료 약물'의 사례라고 할 수 있다. 즉, 감기약은 감기에 걸린 환자에게서 감기 바이러스나 세균을 제거하는 것이 아니라[9] 기침을 덜 하게 하거나 비강내 혈관이 수축하게 해서 코막힘을 덜하게 하거나 염증 반응, 열 등의 면역 반응을 억제하거나 하는 식으로 감기에 걸렸을 때 인체에 나타나는 증상을 인위적으로 막

---

9   물론 경우에 따라 직접적으로 세균을 죽이는 '항생제'를 사용하기도 한다. (세균과 바이러스는 다름).

아서 감기에 걸린 환자가 마치 병이 나아서 증상이 덜한 것처럼 느끼게 하는 것이다.

그리고 이러한 '대증요법'의 방식은 인체의 정상적인 방어기전을 인위적으로 막는 것이기에 감기약에 대해서는 사실 논란도 많다.[10] 오죽하면 "감기에 걸리면 약을 쓰면 일주일 아프고, 약을 안 쓰면 7일간 아프다"라는 농담도 있을 정도이니 말이다. 결국 이러한 '대증요법' 약물들이 질병 자체를 치료하는 약들은 아니라는 것을 이해하는 것이 중요하다. 이러한 '대증요법' 약물들이 전혀 쓸모가 없다거나 하는 과격한 주장을 하려는 것이 아니다. 다만 이러한 접근이 우리가 병명을 부르면서 약을 지칭하는 것처럼 특정한 질병을 치료하는 치료약 개념이 아니라는 뜻이다.

현대 의학의 '만성질환'에 관한 약물은 대부분 이처럼 질병 자체를 치료하는 약이 아닌 증상을 억제하고 삶의 질을 개선하는 '대증 약물' 위주로 구성되어 있다. 고혈압, 당뇨 환자는 고혈압, 당뇨로 인한 부수적인 합병증의 위험과 증상의 조절을 목적으로 약을 쓰게 되는 것이고, '항암제'는 많은 경우 '고식적'姑息的 치료[11]라 하여 잠시 생존 기간을 연장하고 불편을 개선하는 정도의 목

10 　우리나라의 경우 감기 환자에 대한 처방약 가지수가 평균 4.73개로, 호주 1.33개, 독일 1.71개, 미국 1.61개, 일본 2.2개 등 다른 나라의 2배 수준으로 과잉 처방 논란이 있다. 『의약품 적정사용 관리를 위한 제외국의 처방행태평가연구』 한국아이엠에스헬스(주) 심평원, 2006.

11 　세포 독성 항암제는 단독으로 암을 근본치료 하는 약물이 아닌, 암을 비롯한 성장이 빠른 세포를 모두 공격해 임시로 암환자의 생명 기간을 연장하거나 증상을 완화하는 목적의 고식적 치료로 사용된다.

적으로 약을 쓰게 된다.

　그러나 실제 진료 현장에서 보면, 아직도 많은 환자들이 만성질환으로 약물을 복용하면서 마치 해당 약을 본인의 병을 치료하는 '특정 질병 치료약'Disease-specific drug 개념으로 인식하는 경우를 많이 볼 수 있다. 예를 들어, 당뇨약을 먹어야 당뇨가 낫는다거나 진통제를 먹어야 노인성 말초신경병증이 낫는다고 생각하는 등의 환자들의 경우가 그렇다. 당뇨약은 당뇨의 혈당 상승이라는 증상을 억제해줄 수는 있지만 당뇨를 근본적으로 치료해주는 약물은 아니다. 노인들에서 흔히 노화와 함께 동반되어 나타나는 손발 저림이나 신경학적 통증도 진통제 등의 약물로 통증 경로를 차단하여 증상이 경감될 수는 있으나 해당 약물들이 신경의 퇴행이나 병변 자체를 치료해줄 수는 없다.

　'마법의 탄환'에서 시작된 질병 치료제라는 개념은 이처럼 알게 모르게 우리들의 일상 생활에 깊이 들어와 있는 것인데, 정확히 어디서부터 현대와 맞지 않는 부분들이 생긴 것인지를 알기 위해서는 '만성질환'과 '급성질환'이라는 기본적인 질병 분류에 따른 이해부터 다시 살펴볼 필요가 있다.

급성질환과
만성질환

질병은 사실 다양한 방식으로 분류가 가능한데, 질병의 장단^{長短}
에 따라 대략적으로 크게 나누면 '급성질환'(急性疾患, Acute Disease)
과 '만성질환'(慢性疾患, Chronic Disease)으로 구분할 수 있다. '급성질
환'이란 말 그대로 '병세가 급하게 진행되는 질환'이다. 운동이나
사고, 전쟁 등으로 갑자기 건강하던 사람이 크게 다치거나 감기,
폐렴 등과 같은 병원균, 바이러스 등에 감염되거나 음식이 기도
로 넘어가서 숨을 못 쉬거나 식중독 등 독성 물질에 노출되거나,
갑작스러운 쇼크로 기절을 하는 등 우리가 일상에서 겪는 다양한
응급 상황과 갑작스러운 건강 악화는 대부분 '급성질환'에 해당
한다.[12]

---

12   물론 많은 경우 '급성질환'과 '만성질환'이 동시에 나타나거나 선후 관계 또는 인과 관계를 가지고
      나타날 때도 있다.

그림 1-24 **급성질환의 발생 과정**

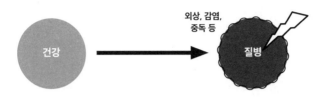

그림 1-25 **만성질환의 발생 과정**

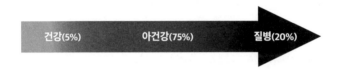

　반면, '만성질환'은 말 그대로 병세가 오래되고, 큰 차도 없이 지속되거나 계속 재발하는 형태의 질환[13]들을 말하는데, 현대 사회에서 널리 문제가 되는 고혈압, 당뇨 등의 대사 질환과, 암, 아토피, 류마티스 자가 면역 질환, 갑상선 질환, 호르몬 이상, 각종 알레르기 질환, 만성 콩팥병, 만성 폐질환, 치매, 노인성 질환, 유전 질환 등 많은 난치성 질환과 고질병들이 '만성질환'에 속한다.

13　　일반적으로 6개월에서 1년 이상 또는 영구적으로 지속되는 질환들을 뜻한다.

그리고 이러한 만성질환은 '급성질환'처럼 건강하던 사람에게 갑자기 인체 외부적 요인이 작용하여 질병을 유발하는 것이 아니라, 어떤 식으로든 인체 '내부'에 문제가 장기간 축적되어 시스템적인 문제를 통해 질병이 유발된다는 것이 다르다.

이에 따라, 만성질환은 질병의 진행과정에서 손상되는 시스템과 기전이 복잡하고, 원인도 다양한 경우가 많다. 또한 '만성질환'은 오랜 시간에 걸쳐 문제가 축적되어 발병하기에 질병이 진행되는 그 중간 과정이 반드시 존재한다. 당뇨병을 예로 들면 '당뇨 전 단계'처럼 말이다. 검사상 아직 질병으로 진단 받지는 않았으나 건강한 상태는 아닌 이러한 회색 지대Grey zone로서 몸의 이상이 감지되는 단계를 우리는 미병未病 또는 아건강(亞健康, Sub-health, Pre-Disease) 단계라고 부른다.

만성질환을 다루는 올바른 방법: 편작의 두 형제들 이야기

아건강Sub-health은 사실 현대 보건학보다는 한의학에서 주로 활용되어온 개념으로, 관련된 연구나 데이터를 봐도 대부분 한의학 관련 분야가 많다. 실제로 한의과대학에 입학하면 제일 먼저 '불치이병 치미병'不治已病 治未病이라는 개념을 배운다. 이 개념은 '이미

병에 걸린 후에 환자를 치료하는 것이 아니라 병에 걸리기 전에 치료(예방)해야 한다'는 예방 의학적인 격언으로, 한의학에서는 오래전부터 질병이 커지기 전에 미병 단계에서 질병을 다스리라는 점을 늘 강조해왔다. 여기서 강조하는 미병未病이 바로 아건강, 즉 질병 전단계Pre-Disease 상태이다.

이러한 아건강에 대한 한의학에서의 강조를 단적으로 살펴볼 수 있는 좋은 예화가 하나 있는데, 바로 전설 속의 명의 편작扁鵲과 그 형제들에 관한 이야기이다. '편작'은 전국시대의 뛰어난 의사로 '신의'神醫로까지 추앙 받았던 인물인데, 잘 알려지지는 않았지만 그에게는 마찬가지로 의술이 뛰어난 또다른 두 명의 형제가 있었다고 한다. 그리고 편작은 이러한 두 형제들의 의학 실력이 오히려 자신보다 월등하다고 평가했다고 하는데, 그럼에도 불구하고 사람들은 자신을 더 명의라고 부르는 이유에 대해 스스로 아래와 같이 대답했다.

"큰 형님은 환자의 병세가 나타나기도 전에 그 원인을 제거해 치료합니다. 그러므로 사람들은 무슨 병을 미리 치료해 화근을 막았는지 느끼지 못합니다. 작은 형님은 병이 발생하는 초기에 치료합니다. 그래서 사람들은 그의 의술을 그저 작은 병을 치료할 만한 정도로만 여깁니다. 이에 비해 저는 병세가 아주 위중해진 다음에야 비로소 병을 치료합니다. 그래서 저의 의술이 가장 뛰어난 것으로 잘못 알려지게 된 것입니다." 즉, 편작의 두 형들은 큰 병에 이르기 전 질병 전단계, 즉 미병 상태에서 치료를 잘 했기에 더 뛰어난 의료인이지만 오히려 사람들에게 알려지지 않은 것이고, 본인은 이미 질병이 진행되어 중환이 되었을 때 치료했기에 더 알려지게 되었다는 것이다. 이는 갈관자鶡冠子 세현世賢 편에 나오는 편작의 이야기로 그 내용이 사실인지는 알 수 없지만, 어찌되었든 한의학이 오래전부터 이처럼 미병 상태에서 질병을 미리 예방하는 것을 중환자를 치료하는 것보다 오히려 더 강조해왔다는 것은 이 이야기를 통해서도 확인할 수 있다.

그리고 대부분의 질병은 실제로 그 질병에 이르기 전에 사전에 예방이 가능하다. 특히나 현대에 문제가 되고 있는 만성질환은 대부분 급성질환처럼 건강하던 사람이 갑자기 질병 단계로 넘어가는 것이 아니다. 오히려 건강하던 사람이 서서히 아건강 상태를 지나 질병에까지 이르는 것이기 때문에 이러한 미병의 개념은 오히려 현대에서 더 강조되어야 한다.

이러한 이야기가 단지 이론적인 것만이 아닌 현실 속에 실제 나타나고 있는 현상이라는 것은 건강보험공단의 건강검진 통계를 살펴봐도 알 수 있다. 2019년 우리나라 건보공단 건강검진 데이터를 보면 적어도 국민의 64%가 질병으로 진단되기 전단계인 아건강 상태에 있다고 할 수 있다('질병'으로 진단을 받는 사람은 23.8%, 아무 이상 없이 건강한 사람은 12.3%). 그리고 이러한 건강 검진 통계는 사실 수면이상, 피로, 소화불량, 우울감 등 각종 기능 장애를 지표로 하는 것은 아니기에 실제 이러한 항목을 포함시키면 아건강의 인구 수는 아마 더 많다고 볼 수 있을 것이다.[14]

이런 상황에서 만일 옛 의학의 '불치이병 치미병'不治已病 治未病이란 말대로, 또 편작의 두 형들처럼 아건강의 치료에 주력하고 심지어 아건강 상태를 100% 치료하고 예방할 수 있다면 어떤 일이 벌어질까? 대부분의 만성질환은 아건강 상태를 통과해서 발생하는 것이니 결국 '아건강' 상태가 없어지면 '질환자'도 서서히 없어지고 남는 것은 '건강한 사람'밖에 없어진다. 그리고 이 뜻은, 거꾸로 아건강 상태를 방치하고 '질병 치료'에만 집중해서는 '아건강'에서 '질환'으로 연결되는 연결고리가 근본적으로 끊어지지 않는다는 이야기이기도 하다.

즉, 편작의 두 형들처럼 의료를 하면 당장 눈에 띄는 드라마틱한 장면은 만들어지지 않을지 몰라도, 절대적인 질병의 문제가 계속해서 감소하게 된다는 것이고, 편작과 같이 질병의 마지막 단계에 이르러서만 치료를 한다면 질병의 문제는 근본적으로 해결되지 않는다는 것이다. 옛 의학 속의 미병의 지혜는 그래서 현대의 우리에게도 시사하는 바가 크다.

물론 아건강 상태를 100% 예방하고 치료한다는 이야기는 이

---

14   2015년 한국한의학연구원에서 실시한 전국조사에 따르면 19세 이상 전체인구의 80%가 미병 증상을 호소하였다. 이은영 외, '미병에 대한 한국 일반인의 인식과 미병률 현황', 전국조사, 2015, vol.19.

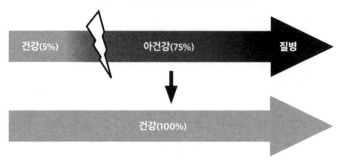

그림 1-26 아건강 관리가 강조되는 모식도

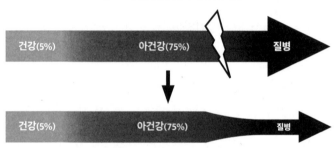

그림 1-27 질병 중심 관리 체계 모식도

해를 쉽게 하기 위한 다소 과장된 시나리오이다. 하지만 이러한 가상의 시나리오를 통해 확인한 두 접근 방식의 차이는 실로 어마어마하다. 한쪽의 결과는 정말 우리가 꿈꾸는 건강한 사회의 모습이고, 한쪽은 사실상 큰 진보가 없는 말 그대로 '밑빠진 독에 물 붓는' 모습이 되고 만다. 즉, 다시 한번 강조하지만, 편작과 같이 이미 질병에 이른 심각한 중환자 진료를 잘하는 의료가 아무리 발달한다고 하더라도, 편작의 두 형들과 같이 아건강 상태에서의 관리를 제대로 못한다면 질병의 문제는 근본적으로 해결되지 않는다.

산업화된 의료는 무엇을 추구하기 쉬운가

그리고 여기서 힌트를 얻어 한 가지 더 가상의 설정을 상상해보자. 예를 들어, 여러분이 만일에 의료 산업 전반을 업業으로 삼고 있는 기업가라면, 위의 두 가지 전략 중에서 어떠한 전략이 여러분 회사의 이익을 극대화할 수 있는 방식이 되겠는가? 이것은 '음모론'과 같은 것을 주장하려는 것이 아니라, 그냥 평범한 사람들도 누구나 알 수 있는 인간의 경제 활동에 대한 이야기를 하고 있는 것이다.

분명 최종적으로 환자 수가 감소할 수 있는 아건강과 예방 의학이 강조되는 모델보다는 '질병' 치료를 강조하는 모델이 의료 산업의 성장 면에서 더 유리하다. 정작 아건강의 문제를 다룬 편작의 두 형들은 뛰어난 의술을 펼쳤지만 널리 명성을 얻지 못했고, 오히려 '질병'만을 중점적으로 다룬 편작이 큰 명성을 얻은 것과 같이, 의료의 가시적인 성과도 후자의 방식을 선택하는 것이 유리하다. 그러니 '질병'만을 타깃으로 하는 것은 어떻게 보면 의료 산업 입장에서는 자연스러운 선택이 된다. '질병'만을 타깃으로 하면 의료 산업은 질병을 퇴치하기 위해 최선을 다하는 것처럼 보일 수 있으면서도, '환자 수'로 대표되는 전체 의료 시장을 잃지 않을 수 있기 때문이다.

예를 들어, 산업적으로만 본다면, 20세기 전염성 질환의 퇴치 과정에서도 영양 상태의 개선과 상하수도·보건위생의 개선 없이, 항생제와 백신의 개발에만 몰두했다면 전염성 질환은 아마 지금도 끊임없이 발생했을 것이고 그 시장이 지금보다 훨씬 더 커졌을 거다. 물론, 이런 식으로 접근하기에는 전염성 질환은 산업 사회 자체나, 한 국가를 붕괴시킬 정도로 위협이 되기에 이런 가정 자체가 사실 현실성이 없지만 말이다. 하지만 똑같은 논리로, 만일 만성질환에 대해서도 근본적인 노력을 하지 않고 말단이 되는 부분에서만 문제를 해결하려고 한다면 어떻게 될까? 만성질환은 전염성 질환과 같이 질병 자체가 종식되지 않는다 하여도 사회·경제 체제를 유지할 수 있다. 따라서, 만성질환은 어떤 면에서 급성질환에 비해 질병 퇴치에 대한 동력이 약하다고도 할 수 있다. 이렇게 만성질환을 근본적으로 해결하지 않고 말단에서만 다루면, 산업적으로는 만성질환이 영구적인 큰 시장으로 남아 있게 된다. 아니 오히려 점점 더 확대될 수도 있다.

또한 인간의 본성을 생각해도, 사람은 어떠한 결과를 향해 노력할 때 대부분 보상 심리를 가지고 있는 경우가 많다. 심지어 타인을 향한 이타적인 행동 뒤에도 감사와 존경이라든가 신의 은총 등 보상을 생각할 때가 많고, 그 정도는 당연히 얼마나 인내하고 노력했느냐에 따라 달라지고 말이다. 그리고 의료를 업으로 삼는 많은 이들은 일반적으로 오랜 기간 많은 노력을 해온 대표적인 사람들이다. 이런 점에서 의료가 '질병'만을 타깃으로 하는 것은 의료인들 입장에서도 굉장히 자연스러운 행동이 된다. 특히나 질환 치료에 있어서 환자의 주체적인 노력이나 사회 환경 등 의료 외적인 요소나 외부 집단의 개입을 배제하고 오직 의료 단독으로 '질병'을 제어할수록 의료는 '존경'과 '부'라는 두 가지 대표적인 보상을 모두 크게 누릴 수 있게 된다. 마치 두 형들보다 편작의 명성이 대단했던 것처럼 말이다. 그리고 이렇듯 진심으로 어떤 것을 소원할 수 있는 조건이 만들어지면 인간은 해당 부분으로 최선을 다해 노력하기가 더 쉬워진다. 즉, 의료인들도 편작의 두 형들보다는 편작을 모델로 노력하기가 더 쉽다는 것이다.

물론 갑자기 이러한 류의 주장을 들으면 조금 과격하게 들릴지도 모르겠다. 하지만 이것은 어떠한 음모론을 주장하려는 것이 아니다. 실제 의료의 산업적인 그리고 인문·사회학적인 측면이 '질병'을 중심으로 돌아가는 것이 여러모로 유리하다는 것을 이야기하려는 것이다. 그리고 우리가 살고 있는 현대 사회의 만성질환 관리 체계는 사실상 '아건강'보다는 '질병'을 중심으로 돌아가고 있는 것이 현실이기에 우리는 이러한 문제를 한번쯤은 생각을 해보아야 한다.

현대의 만성질환 관리는 보통 '조기 진단'이라는 이름으로 빠르게 '의료 산업'속에 환자로 노출되면서 시작되는데, 이후에는 평생에 걸친 약물 관리, 정기 검진 등으로 지속적인 의료 소비자 형태로 남게 되는 경우가 많다. 물론 그러다 기존의 만성질환 관리 체계에서 만족할 만한 답을 찾지 못한 환자들 중 일부는 자기만의 답을 찾기 위해 또 다른 시도를 하기도 하지만, 이들 중 일부도 결국은 건강 기능식품, 의료기기, 민간요법 시장 등으로 넘어가 또 다른 산업의 소비자로 전락하는 경우가 많다. 이 정도가 어찌 보면 현대의 대략적인 만성질환 환자 관리 체계의 맥락인 것인데, 이런 만성질환 관리 체계 안에는 어쨌든 의료가 적극적으로 최선을 다해 '아건강' 상태에서 관리하는 예방 의학적인 체계의 흔적은 찾아보기 힘들다.

물론 최근에는 의사들에게도 환자들의 생활을 관리하는 나름의 지침이 권고되고 있고, 생활 코디네이터와 같은 다양한 시도들도 이루어지고는 있지만 아직까지는 현실이 그렇다는 것이다. 우리는 처음부터 '질병'을 빨리 진단하는 것에 초점이 맞춰져 있고, '질병'에 대한 대증치료 약물을 처방 받으며, '질병'에 대한 진단 검사, 정기 관리를 받거나 '질병'에 대한 특효 식품이라든가 특효 요법이라는 또 다른 시장을 찾아나서는 만성질환 관리 시스템을 가지고 있다.

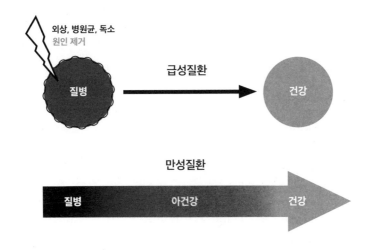

그림 1-28 **급성질환과 만성질환의 치료 차이**

환자들 스스로도 '마법의 탄환'으로 대표되는 질병관을 알게 모르게 가지고 있고, 의료 자체도 아직까지는 급성질환을 다루듯 이 '질병'에만 주력하여 만성질환들을 관리하고 있는 것이 어떻게 보면 우리 의료의 대략적인 현실이다.

나바호 연구의 교훈

결국은 이런 상황에서 의학이 아무리 화려하게 '질병'의 문제를 다루는 기술들이 발전한다고 한들 만성질환으로 대표되는 현대 사회의 질병 부담은 크게 개선되기 어렵다. 그리고 지금의 방향성으로는 환자들 역시도 궁극적으로 '질병'의 문제로부터 근본적으로 해방되어 온전히 건강한 삶을 살아가기가 어려워진다. 우리에게는 이미 역사 속에 많은 반면교사反面教師가 있지 않은가? 의학은 여태까지 계속해서 '의학'과 '질병' 중심의 의학관으로 질병의 문제를 다루어보려고 시도해왔다.

1951년 코넬 의과대학 뉴욕 병원의 의사 월시 맥더모트(Walsh McDermott, 1909~1981)는 새로운 결핵치료제인 '이소니아지드'Isoniazid를 연구하고 있었다. 그리고 당시 애리조나주의 나바호 인디언들은 일반인구에 비해 결핵 유병률이 15.8배, 폐렴의 경우 101.6배, 트라코마의 경우 1,163배에 달할 정도로 감염병의 유행으로 심각한 위기를 맞이하고 있는 상황이었다. 이러한 나바호의 상황은 마치 50~100년 전인 19세기 인구 집단 또는 '저개발 국가'의 상황과 유사했다. 그들은 더럽고 비좁은 집에서 살았으며, 오염된 물을 공급받았고, 열악한 위생 시설로 그들의 기대 수명은 고작 30~40세였다. 나바호의 영아 사망률은 미국의 일반 지역보다 3~4배 높았고, 질병의 75%는 감염성 질환이었으며, 아이들의 70%는 설사와 폐렴을 앓았고, 절반 이상이 결핵으로 고생하였다.

이에 월시 맥더모트는 이러한 나바호족의 상황이 '이소니아지드'의 결핵 임상 연구를 수행할 최상의 조건일 뿐만 아니라, 항생제 등의 발달로 대표되는 현대 의학의 성과를 테스트해보기에 가장 적합한 상황이라고 판단하였는데, 연구팀은 나바호족 건강 문제의 97%는 그들의 어려운 생활상에도 불구하고 의학적으로 관리할 수 있다고 자신했다. 그리고 그렇게 10년간 '매니 팜스 프로젝트'Many Farms Project라고 불리우는 전방위적인 공중 보건 사업이 진행되었는데, 우선적으로 진행된 결핵 임상은 성공적이어서 많은 사람들이 '이소니아지드'를 통해 결핵에서 치료되었으며, 어린이의 발병률은 50%에서 6%로 감소했다.

하지만 '결핵'의 발병률이 감소했음에도 불구하고, 유아 사망률은 평균의 3배 정도로 조금도 나아지지 않았고, 이후 진행된 모든 현대 의학적 처치를 동원한 전방위적인 보건 전략도 사실상 실패하여 폐렴, 설사, 중이염, 홍역, 농가진 등 전반적인 질병의 유병률과 사망률은 전혀 줄어들지 않았다. 결국은 '결핵'과 같은 개별적인 일부 질환에서 성공적인 사례가 나왔지만, 전체적인 질병 상황과 주민들의 건강 상태는 전혀 개선되지 않았다는 것이다.

'나바호 실험'의 결과는 오늘날까지도 현대 의학의 힘과 한계를 드러낸 대표적인 연구로 기록되고 있다. 문제는 우리가 살고 있는 현대의 의료 현실도 '나바호'와 크게 다르지 않아 보인다는 점이다. 분명 개별적인 질환에서 더 좋은 치료제가 개발되고 있다거나 치료율이 올라가는 등 질병 중심의 의학은 나름의 성과를 내고 있다. 하지만 '나바호'가 그랬듯이, 결국 현대에도 이러한 의학을 중심으로 하는 질병에 대한 접근은 사회 전반적인 질병 상황을 크게 개선시키지 못하고 있으며, 현실은 오히려 점점 더 안 좋아지고 있다고도 볼 수 있다. 사실 '나바호'의 질병 상황을 근본 적으로 해결하려면 강력한 항생제와 같은 치료제에 매달리기 이 전에 그들의 가난과 열악한 위생과 같은 사회 환경의 개선이 우 선이었다. 즉, 질병의 원인이 되는 사회 환경적 조건 자체를 개선 해야 사회 전체의 질병 부담이 줄어들 수 있다는 것이다.

일찍이 '신해혁명'을 이끌고 중국을 아시아 최초의 공화국으 로 만든 쑨원(孫文, 손문)은 정치인이기 이전에 의사이기도 했다. 그 는 "작은 의사는 병을 치료하고, 중간의 의사는 사람을 치료하며, 큰 의사는 나라를 고친다"小醫治病, 中醫治人, 大醫治國라는 유명한 말을 남긴 적이 있다. 이런 그의 말처럼 실제로 의학은 넓은 의미에서 생각보다 훨씬 더 크고 사회적인 의미를 지닌다. 인간은 '소우주' 라고 불릴 만큼 복잡한 존재이고, 인간의 건강과 질병의 문제에 관여하는 요소는 무수히도 많다. 마치 브라질에서의 나비 날갯짓 이 텍사스에서는 폭풍으로 변할 수 있다는 '나비 효과'butterfly effect 와 같이 사람이 살아가면서 겪는 모든 일들은 사실 건강과 질병 에 크고 작은 영향을 주고, 한편으로는 의학의 한 분야들이라 할 수 있다. 즉, 가정에서 가족들을 위해 저녁 식사를 준비하는 주부 도, 또 국가 시스템을 정비하는 정치인들도, 기업을 운영하고 노 동자들을 관리하는 기업가들도, 모두 또 다른 측면에서는 각자의 영역에서의 의사라고 할 수 있다.

우리는 손을 놓고 소파에 누워서 TV에서 언젠가 "새로운 의학 기술이 모든 질병을 정복하는 데 성공했다"는 뉴스만을 기다려야 하는 수동적인 존재들이 아니다. 지금처럼 '질병'의 문제를 오로지 의료인과 의료 산업의 문제로만 남겨두면, 의료인과 의료 산업만 이러한 권한을 통해 성장할 뿐 실제 질병의 상황은 미래에도 아마 크게 개선되기 어려울 것이다. 이는 역사를 통해서도 계속되어온 일이며, 실제 질병이라는 문제의 성격을 살펴보아도 그러하다. 결국 만일에 우리가 정말로 온전히 건강한 사회를 꿈꾼다면 우리는 지금이라도 질병이 오로지 의학과 의료인만의 문제가 아닌 사회와 각 개인 모두가 노력해야 하는 사회적 과제라는 것을 깨달아야 한다.

우리 사회가 질병을 유발하는 시스템을 가지고 있는 한 의학은 단독으로 질병의 문제를 완전히 해결해주기 어려우며, 어떠한 사회 시스템을 지지하고 만들어 가는가는 결국 의학만의 책임이 아닌 우리 모두의 몫이다. 치열한 현실 인식을 바탕으로 올바른 방향성을 가지게 된다면, 작은 시작만으로도 우리는 분명 좀 더 건강한 개인의 삶과 사회를 향해 한 걸음 나아갈 수 있을 것이다.

"패러다임의 전환은
종교를 바꾸는 것과 같다."

− 토마스 쿤(Thomas Kuhn, 1922~1996) −

의학의 현실: 현대의 의료 체계는 완전하지 않다

현대 의료 체계
탄생의 배경

현대의 의료 체계가 어떻게 지금과 같은 형태를 갖추게 되었고, 전 세계의 모든 의사들이 같은 의학을 공부하게 되었는지 한 번이라도 들어본 적이 있는가? 과거의 의학사라든가 의학적 발견과 같은 단편적인 사건들은 들어본 적이 있을지 모르겠지만, 우리는 대부분 현대 의료 시스템이 정확히 어떤 식으로 형성되었는지는 잘 알지 못한다. 심지어 이는 의료인들도 마찬가지여서, 의료인들도 정작 현대 의학이 어떻게 지금과 같은 모습으로 전 세계에 단일한 시스템을 형성하게 된 것인지 알고 있는 경우가 드물다.

그러다 보니 세간世間에는 온통 '음모론'과 같은 이야기들만 잔뜩 퍼져 있다. 예를 들어, 의사들이 어떠한 음모와 의도를 가지고 현대 의료 체계를 만들어냈다거나, 제약회사로 대표되는 거대 자본가들이 음모를 가지고 현대 의료 시스템을 움직이고 있다는 식의 주장들처럼 말이다. 물론 이러한 '음모론'이 생길 만큼 의료에서 순수하지 못한 부분들이 발견되고 있는 것도 사실일 것이다. 그렇다고 해서 현대 의료 시스템이 전적으로 어떤 음모를 가지고 형성되었다고 말하는 것은 지나친 해석이 아닐까? 이에 우리는 이 장에서 어떻게 오늘날의 현대 의료 체계가 형성된 것인지, 전반적인 의료의 흐름과 역사를 한번 살펴보려고 한다. 객관적인 현실 인식은 결국 과거를 아는 것에서부터 출발하기 때문이다.

　　오늘날에는 전 세계 어느 국가를 가도 같은 의학이 존재하며 같은 의사라는 직업군이 있어서 전반적으로 통일된 의료 체계를 형성하고 있다. 오늘날의 의사들은 서로 다른 국가의 의사라고 할지라도 같은 의학적 주제를 가지고 논의할 수 있으며, 서로의 치료법을 공유할 수 있다는 이야기이다. 개별적인 의료 환경은 조금 다를 수 있어도, 기본적인 의료 철학이 다르다거나 의학적 방법론이 다르다거나 하는 일은 적어도 오늘날에는 일어나지 않는다. 하지만 의학이 이처럼 전 세계적으로 규격화된 모습을 가지게 된 것은 인류사에서 불과 100년 정도밖에 되지 않은 일이다.

과거의 의사들

현대 의료의 역사를 이해하기 위해서는 20세기부터 현재까지 전 세계에서 가장 막강한 영향력을 행사하고 있는 미국 의료의 역사를 이해할 필요가 있다. '현대 의료 체계'는 사실상 미국에서 시작되었다고 해도 과언이 아니기 때문이다. 20세기 미국 의료의 역사는 한마디로 현대 의료의 역사이기도 하다.

인류사에서 의사라는 직업은 19세기까지만 해도 대부분의 나라에서 사회적 지위나 대우가 그다지 좋지 못했다. 19세기 미국 의사들의 소득은 대부분 하위 계급 수준으로, 1800년대 중반에는 의업醫業에 만족하지 못한 어떤 의사가 장기간 역마차를 훔치다가 체포되는 사건이 발생했다. 그 정도로 의사들의 형편이 어려웠다는 이야기이다.

과거 의사들의 생활이 어려웠던 이유에는 여러 가지가 있는데, 19세기는 농업 중심 사회로 대부분 사람들이 비싼 진료비를 낼 만한 형편이 안 되었던 것이 가장 큰 이유였다. 또한 당시에는 의사들이 보통 진료를 외상으로 제공했는데, 수금이 제대로 이루어지지 않아 많은 의사들이 죽을 때가지 부채와 외상거래에서 헤어나질 못했다고 한다. 게다가 19세기 전문 의사들의 치료법은 대량으로 피를 빼거나 수은과 같은 독성 물질을 사용하는 등 그 치료 방식이 매우 위험하였다. 따라서 의사들은 지금처럼 대중들에게 신뢰를 받지도 못했다. 그리고 각종 민간요법과 가정에서의 자가 치료가 성행하여 의사에 대한 의존도가 낮았다.

진료의 형태에 있어서도 19세기 의사들은 주로 진료실에서 진료를 하는 것이 아니라 환자가 있는 곳을 직접 방문하는 경우가 많았다. 방문 진료로 하루에 진료할 수 있는 환자 수는 기껏해야 5~7명 정도였다고 한다. 19세기 의료수가표에는 의사들이 이렇게 하루 종일 진료했을 경우 5~10달러의 보수를 받는 것으로 나와 있는데, 결국 의업으로는 큰돈을 벌 수 없는 구조였다. 게다가 이러한 진료 형태로 인해 의사들은 혼자 오지로 떠돌면서 밤낮을 보내거나 때로는 고독감과 피로를 호소하기도 했다.

결국 여러 이유로 의사들은 진료하는 일에만 전념하기 어려웠고 많은 이들이 의업을 포기했다. 사정이 이렇다 보니 이 시기에는 당연히 양질의 의학교육도 이루어지지 못했다. 이렇게 고생스런 의사가 되기 위해 장기간에 걸쳐 큰돈을 내고 전문 교육을 받으라고 하면 과연 누가 선뜻 지원을 했겠는가? 그렇다고 정부에서 특별히 의학 교육을 지원해주는 것도 아니었다. 이렇듯 불과 100여 년 전만 해도 의사들과 의학의 모습은 지금의 우리가 아는 모습과 너무나 달랐다.

19세기 후반에 산업화로 사회 전체가 변화하면서 의학과 의사들은 오늘날의 지위로 반등할 수 있는 기회를 맞이한다. 도시화로 아파트와 같은 대규모 집단 거주지가 생기면서 의사들의 진료 환경이 바뀌었다. 도시에서는 자연으로부터 약초를 구하거나 민간요법을 이용하기가 어려웠으며, 가족이나 친척들이 직접 아픈 가족을 돌보기도 힘들었던 것이다. 이때부터 의사의 진료 공

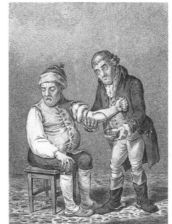

19세기 의사로부터 사혈요법을 받고 있는 환자

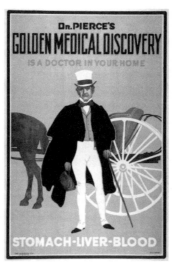

19세기 의사의 왕진 포스터

간도 환자의 집이 아닌 진료실이나 병원으로 이동하게 되었다. 20세기 초부터 의사들은 본인의 진료실에서 진료를 하게 되었고 이처럼 환자들이 병원에서 치료를 받으면서 자연스럽게 의사들의 권한도 강화된다.

이는 가족들 입장에서도 병원에 입원하면 환자를 돌볼 부담을 줄일 수 있었기에 좋은 일이었다. 특히 입원한 환자들의 경우에는 모든 처치가 전적으로 의사의 지시에 따라 이루어졌기에 의사의 권한이 절대적이었다. 의사들은 의사들 나름대로 왕진의 이동 시간을 줄이고 하루 동안 더 많은 환자를 볼 수 있게 되었고 말이다. 이처럼 19세기에는 필연적으로 병원 중심의 의료 환경이 만들어지게 된다.

산업화는 이렇듯 자연스럽게 질병을 전문 의료 인력에 의해 병원에서 관리 받는 시스템으로 바꾸어 나갔다. 그리고 이러한 변화로 인해 의사와 환자 간의 인간적인 유대가 과거보다 약해진다. 산업화 시대의 의사들은 더 이상 과거처럼 환자의 집을 방문하여 그 가정의 생활 형편을 접하거나 유대를 형성하기가 어려워진 것이다.

이후 의료는 과학화와 자본의 개입으로 더욱더 현대 사회 구조에 어울리는 의료 체계로 변모해 나갔다. 이 과정에서 의사들은 다른 의료 경쟁자들을 물리치고 정부·자본가와 투쟁하고 협상하면서, 의료 행위의 배타성과 자율성을 확대해 나간다. 현대 의료의 조직화는 그렇게 주로 1920년 경부터 50년에 걸쳐 본격적으로 이루어졌으며, 1939년에는 드디어 미국 의사의 수입이 일반 직장인의 2.5배에 이르렀고, 1976년에는 5.5배까지 벌어졌다.

이러한 미국의 현대 의료 체계는 2차 세계 대전으로 미국이 세계의 중심 국가로 도약하면서 전 세계로 퍼져 나갔다. 특히 록펠러 재단으로 대표되는 자본가들의 국제보건사업은 우리나라와 중국, 라틴아메리카를 비롯한 개발도상국의 보건의료 지원을 통해 미국식 의료모델을 전 세계로 확산시켰다. 그리고 이를 바탕으로 1920년대부터 급속도로 성장한 미국의 제약 산업은 각 나라에 이식된 미국 의료 모델과 함께 세계의 의료시장을 장악한다. 현재까지도 전 세계 20위권 제약회사 중 13개가 미국 기업이다.

록펠러 의학 연구소

우리에게 '석유왕'으로도 잘 알려진 존 D. 록펠러(John Davison Rockefeller, 1839~1937년)는 전 세계 석유 유통의 95%를 장악한 최초의 독점 기업체인 스탠다드 오일Standard Oil을 설립한 인물이다. 그는 동시대의 '철강왕' 앤드루 카네기(Andrew Carnegie, 1835~1919년)와 함께 미국 근현대사를 이끈 대표적인 자본가로 미국 역사상 최고의 부자 중 한 명으로 손꼽힌다. 당시 카네기와 록펠러의 재산을 합치면 미국 GDP의 3%가 넘는 금액이었다고 한다. 이 중 록펠러의 재산은 1.6%에 해당하는 15억 달러 정도였으며, 이를 현재 기준으로 환산하면 대략 3,680억 달러에 달한다.[1] 2022년 현재 세계 최고의 부자인 테슬라Tesla의 일론 머스크Elon Musk의 재산이 2,490억 달러 정도인 것을 감안하면, 100년도 더 전의 사람인 록펠러의 재산이 이보다 거의 1.5배 가깝게 많았던 것이다. 참고로 3,680억 달러는 대략 460조 원 정도로, 2020년 우리나라 국가 예산 512조 원과 맞먹는 규모이다. 한 개인의 재산이 세계 10위권 국가의 1년 예산 규모였으니 당시 대중들 사이에서는 이러한 초거대 자본가들과 독점 기업들에 대한 비판 여론이 생길 수밖에 없었다. 자본가들은 이러한 사회적 비판으로부터 자신들의 부를 정당화하고 저항을 최소화하기 위해서라도 다양한 자선 활동을 수행할 필요가 있었다. 그중에서도 가장 독보적인 부를 축적한 카네기와 록펠러는 그들의 부만큼이나 적극적인 자선 활동으로 오늘날까지도 유명해졌다.[2]

카네기는 자선 사업을 할 때 가장 후순위로 교회 후원을 배정

---

1   2021년 미국의 GDP 약 23조 달러(미국 정부 통계: bea.gov)의 1.6%.

2   당시 자본가들의 자선 활동의 또 다른 특징은, 그들의 자선활동이 단순히 가난한 사람들에게 돈을 나눠주는 '부의 재분배'가 아니라, 자신들에게 유리한 사회 구조를 만드는 일종의 '투자'였다는 점이다. 예를 들어, 자본가들은 산업 사회에 맞는 인재를 양성하는 교육에 많은 투자를 했으며, 이러한 인재의 고용을 통해 다시 부를 창출했다. 따라서 의료에 대한 자본가들의 투자 역시 이러한 맥락에서 다시 이해해볼 필요가 있다고 생각한다.(참고 자료: E. Richard Brown, 《Rockefeller Medicine Men: Medicine and Capitalism in America》, University of California Press, 1980).

하였다. 하지만 어린 시절부터 독실한 기독교 신앙 교육을 받은 록펠러는 젊은 시절부터 수익의 10%를 '십일조'로 교회에 기부할 정도로 교회와 선교 활동을 항상 최우선 순위로 두고 후원하였다. 그리고 교회의 선교 활동에서는 의료가 항상 중요한 부분을 차지했기에, 훗날 록펠러 재단의 자선 사업이 의료를 중심으로 이루어지게 된 것에도 이러한 그의 종교적 배경이 작용한다.

록펠러의 자선 사업이 본격적인 전환기를 맞이하게 된 것은 1889년 그가 프레드릭 T. 게이츠Reverend Frederick T. Gates라는 한 침례교 목사를 만나면서부터였다. 게이츠는 원래 미국 침례 교육 협회의 사무총장을 맡고 있던 평범한 목사였는데, 1889년, 당시 뉴욕과 시카고의 침례 교단이 록펠러에게 각각 경쟁적으로 신학교 설립을 위한 후원금을 요청하는 문제가 생기면서 록펠러와 처음 인연을 맺게 된다. 록펠러는 두 곳의 신학교를 모두 후원할 수는 없었고, 교육 협회 사무총장이었던 게이츠가 이 문제를 중재했던 것이다. 게이츠는 이때 미국 전역의 침례교 교육 현황을 조사한 후 시카고를 최종 후원 지역으로 선정하여 록펠러에게 편지를 보낸다. 게이츠의 보고서가 얼마나 자세했는지 록펠러는 크게 감동했다. 오죽하면 훗날 시카고 대학 총장에게 보낸 편지에서 록펠러는 "앞으로 모든 교육 지원 사업을 미국 침례 교육 협회(게이츠)를 통해서 진행하겠다"라고 이야기했겠는가.

당시 록펠러는 50세로 그동안 사업을 하며 생긴 신경증과 위장병 등으로 고통받고 있었다. 특히 한 달에 50,000여 통씩 쏟아지는 각종 후원 요청서는 그에게 가장 큰 골칫거리였다. 그러던 중 게이츠라는 능력 있고 신뢰할 만한 사람이 나타난 것이다. 1891년 4월, 록펠러는 게이츠에게 자신의 모든 자선 사업을 도맡아 달라고 부탁하기에 이른다. 게이츠는 같은 해 12월 이를 수락하였고 록펠러의 자선 사업을 총괄했다. 이후 그는 록펠러의 절대적인 신임을 얻고 록펠러의 투자 고문까지 맡게 된다.

이때부터 40여 년을 록펠러와 함께 일한 게이츠는 말 그대로 세계에서 가장 큰 부자의 돈을 움직이는 사람이 되었다. 특히 의학에 관심이 많았던 그는 1901년 '록펠러 의학 연구소'를 설립하여 이사장으로 활동하였고, 록펠러 재단의 교육 위원회(GEB : General Education Board) 회장으로 현대의 의과대학 체계와 의료 시스템 형성에 상당한 영향을 미치게 된다. 그리고 이러한 막강한 재정을 바탕에 둔 록펠러 재단의 의료 프로그램과 전략이 훗날 미국뿐만 아니라 전 세계의 의료 시스템에도 지대한 영향을 끼치게 된 것이다.

1915년 게이츠는 회고록에서 그가 록펠러 의학 연구소를 설립하게 된 배경에 대한 이야기를 남겼다. 당시의 미국 의료는 지금의 의학 체제와는 달리 자연요법, 동종요법, 정골의학 등 다양한 의학과 교육기관, 다양한 형태의 의사가 난립하고 있는 상황이었다. 특히 당시에는 독일 의사 사무엘 하네만(Samuel Hahnemann,

1775~1843)이 만든 동종요법이 지위고하를 막론하고 많은 인기를 끌 때여서 록펠러 자신도 한때 스스로를 열렬한 동종요법 지지자 Homeopathist라고 할 정도였다.[3]

하지만 게이츠는 그의 회고록에서 사무엘 하네만에 대해서 '미치광이'Lunatic라는 표현을 할 정도로 동종요법에 대한 비판적 관점을 가지고 있었다. 그는 1892년 병리학자 윌리엄 오슬러 William Osler의 책《의학의 원리와 실제Principles and Practice of Medicine》를 읽었는데, 그는 이 책에 감동받아 대부분의 질병은 과학을 통해 정복할 수 있다는 생각을 가지고 있었다.

게이츠는 신체는 사회의 축소판이며 거의 모든 질병은 세균으로 대표되는 외부의 침입이라고 믿었으며, 그는 동종요법이라든가 약초 등을 이용한 자연요법은 단순히 자연적으로 치유가 일어난 것을 실제 효과를 내는 것처럼 말하고 있을 뿐이라고 생각했다. 그는 건강을 개선하는 작업은 어디까지나 자연을 과학적으로 이해하고 조작하는 엔지니어링과 같은 작업이라고 생각했고, 이는 인체를 기계적으로 접근하려던 당시의 주류 의과학의 의견을 따르는 태도였다.

하지만 막상 당시 미국에는 이처럼 의학을 과학적으로 연구

---

3   동종요법은 질병에 걸렸을 때 인체에 나타나는 증상을 하나의 치유 과정으로 보고 오히려 환자의 병적 상태와 유사한 증상을 유발시키는 자연약물을 복용하도록 함으로써 자연치유력을 극대화시킨다는 개념의 치료법이다. 당시의 서양의 의학 약물처럼 독성이 강하거나 치료가 위험하지 않아 사회 상류층을 비롯한 많은 사람들에게 인기를 끌었다.

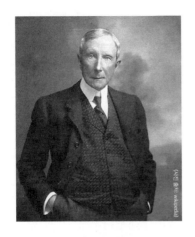

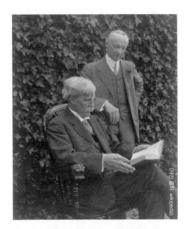

| 존 D. 록펠러 | 프레드릭 T. 게이츠(좌),
사이먼 플렉스너(우) |

하고 가르치는 병원이나 연구 기관이 많지 않았다. 의사들은 주로 진료로 돈을 벌었고, 학술 활동은 그들에게 큰 수입을 주지 못하였기에 별 관심을 끌지도 못했다. 이에 게이츠는 의사들이 돈에 구애 받지 않고 전업으로 학술 연구를 할 수 있는 연구 기관이 미국에 필요하며, 과학적인 의학을 미국에 정착시켜야 한다고 생각했다. 그래서 그는 록펠러에게 절망적인 미국의 의료 상황과 과학화된 의료의 엄청난 잠재력을 설명했고, 미국에 제대로 된 의학 연구소가 생기면 큰 보상이 돌아올 것이라고 늘 주장했다.

그러던 중 1900년 록펠러의 손자가 3세에 성홍열로 사망하는 일이 발생한다. 당시 성홍열은 원인을 모르는 질환이었으며, 이러한 의학의 모습을 본 록펠러 가문은 게이츠의 의학 연구 모델에 본격적으로 관심을 가지게 된다. 그렇게 결국 1901년 3월 게이츠의 제안대로 '록펠러 의학 연구소'the Rockefeller Institute for Medical Research가 설립된 것이다. 초기 록펠러 의학 연구소는 존스 홉킨스 의과대학 학장이었던 윌리엄 H. 웰치William H. Welch 등이 이사로 그리고 총괄 소장으로 웰치의 병리학 교실 후계자였던 사이먼 플렉스너Simon Flexner가 참여했다. 이때부터 록펠러 재단은 본격적으로 의학 교육을 과학 연구 기반으로 전환하고 공중 보건 프로그램을 개발하는 가장 큰 단일 자본원이 된다.

최초의 현대적인 의학 교육 모델: 하버드부터 존스 홉킨스까지

사실 의사들 내부에서도 이전부터 의학 교육을 과학화하고 체계화하려는 시도가 없었던 것은 아니다. 그 시작은 1870년 화학자였던 찰스 엘리엇Charles Eliot이 하버드대학 총장으로 취임하면서부터인데, 엘리엇은 1871년 의과대학 개혁을 단행하여 교육기간과 수련 기간을 연장하였으며, 특히 생리학, 화학, 병리해부학 실험 교육과 같은 기초과학 교육을 대대적으로 강화하였다.

물론 개혁은 초기부터 순탄하게 진행되지는 않았다. 우선 교육에 대한 부담으로 학생 수가 절반 가까이 감소했다. 헨리 비글로Henry Bigelow와 같은 임상 교수진들로부터 "좋은 의사는 절대 실험실에서 만들어지지 않는다"라며 거센 반발을 사기도 했다.

하지만 결과적으로 엘리엇의 결정은 옳았다. 교육 개혁은 효과를 발휘해서 점차 하버드 의과대학 학생들의 자질은 향상되었고, 하버드는 어느덧 명문 의과대학으로 다른 학교들과 차별화된 명성을 쌓아 나가기 시작한 것이다. 이에 다른 의과대학들도 점차 부담을 느끼기 시작했고, 이후 20여 년간에 걸쳐 많은 의과대학들이 하버드의 모델을 따르게 된다. 그렇게 1890년에는 전국의과대학연합회Association of American Medical College라는 진보적인 의과대학 단체가 결성되었다. 이를 계기로 최소 3년의 의과대학 수련과 1년 중 6개월의 조직학, 화학, 병리학과 같은 기초 과학 실습 경력을 갖출 것을 골자로 하는 의과대학 학제 기준이 설정되기에 이른다.[4] 1893년에는 여기서 한 걸음 더 나아간 급진적인 교육 모델이 등장했는데, 바로 4년제 학사 학위자에게 4년의 의과대학 교육 과정을 요구한 존스 홉킨스 의과대학의 등장이었다. 존스 홉킨스는 이처럼 전례 없는 자격 요건을 요구하며 1893년 개교하였고, 의학교육 개념을 대학원 형식으로 구체화하여 기초의학과 병원 진료 모델을 결합시켰다. 존스 홉킨스 의대생들은 첫 2년간은 기초 실험과 과학 연구를 배웠고, 나머지 2년은 병동에서 환

---

4   1893년에 이르면 96% 학교가 3년제 또는 그 이상으로 학제를 연장하기에 이른다.

자들을 담당했는데, 이때 최초의 전공의 제도도 만들어지게 된다. 그리고 이어서 언급하겠지만, 이러한 존스 홉킨스의 모델이 결국 '플렉스너 보고서'라고 하는 오늘날 현대 의학 교육 시스템의 모태가 된 것이다.

현대 의료 체계의
탄생

플렉스너 보고서:
현대 의학 시스템 설계도

이처럼 과학 연구를 중심으로 한 의과대학과 연구소의 설립, 과학화된 의사 인력의 양성은 사실 의사들 내부에서도 오랫동안 추진해오던 숙원 사업이었다. 심지어 이는 동종요법과 같은 여타의 의료 경쟁자들을 정리할 수 있는 방법이기도 했으며, 부실 의과대학들의 규제를 통해 의사 배출 숫자를 줄일 수 있는 방법이기도 했다. 따라서 의사들은 1904년 의사협회 차원에서도 외과 의사 딘 베번Dean Bevan을 수장으로 '의학 교육 위원회'Council on Medical Education라는 조직을 만들어 이러한 일을 추진 중이었다. 하지만 문제는 학생들의 등록금에만 의존해 운영되던 당시 의과대학들이나 의사들 내부의 역량만으로는 과학 연구를 위한 고가의 실험실과 장비, 건물, 그리고 인력 등을 갖출 자금을 조달하기가 어려웠다는 점이었다.

결국 의사협회의 베번은 이 문제를 해결하기 위해 1907년 '카네기 재단'의 문을 두드린다. 카네기 재단은 당시 이미 MIT와 같은 공과대학의 교육을 지원하며, 고등교육 기관의 교육 계량화 사업을 펼치고 있었다. 그리고 의과대학 교육 지원 역시 이러한 카네기 재단의 사업 방향과 일치하는 바가 있었다. 하지만 카네기 재단은 의학 교육의 문제에 있어서는 경험이 많지 않았다. 이에 카네기 재단의 회장이었던 헨리 프리쳇Henry S. Pritchett은 '의학 연구소'를 운영하고 있던 록펠러 재단과 이 문제를 상의하였고, '록펠러 의학 연구소'the Rockefeller Institute for Medical Research 소장이었던 사이먼 플렉스너Simon Flexner는 그의 동생이었던 에이브러햄 플렉스너Abraham Flexner를 이 문제의 적임자로 추천한다. 그렇게 에이브러햄 플렉스너는 '카네기 재단'에서 이 문제를 총괄하며 오늘날의 현대 의학 시스템을 만들어낸 '플렉스너 보고서'Flexner Report라고 하는 결정적인 보고서를 작성하게 된 것이다.

에이브러햄 플렉스너는 '존스 홉킨스' 출신의 교육학자였는데, 그는 보고서를 작성할 때 가장 먼저 모교인 존스 홉킨스 대학을 방문하여 현장 조사를 실시하였다. 존스 홉킨스는 앞서 이야기했듯 당시 가장 급진적으로 현대적인 의학 교육 기관의 역할을 하고 있었고, 플렉스너는 이런 존스 홉킨스의 모습에 크게 감동한다. 플렉스너가 생각하는 가장 이상적인 의과대학의 모습에 가까웠던 것이다. 결과적으로 '플렉스너 보고서'는 존스 홉킨스 모델을 이상적인 의과대학 모델로 제시한 셈이다.

플렉스너 보고서는 총 18개월에 걸쳐 작성되었는데, 현장조사는 1909년부터 플렉스너가 직접 미국과 캐나다의 155개 의과대학을 방문하면서 진행하였다. 현장 조사 결과 플렉스너의 교육 개혁을 방해하는 요소는 크게 2가지가 있었다. 하나는 앞서 잠시 언급한 동종요법, 절충 의학과 같은 다른 의료 체계들의 존재였고, 다른 하나는 저질 운영되던 의과대학들의 난립 그 자체였다. 당시에는 학위만 판매하는 형식으로 저질 운영되는 의과대학들도 다수 존재했다. 그리고 의사들 내부에서도 이러한 문제를 모르고 있는 것은 아니었다. 하지만 의사 집단 내부에는 이미 의과 대학을 운영한다거나 교수진으로 활동하는 등 이해관계가 얽혀 있는 이들이 다수 존재했고, 의사들은 이 문제를 자체적으로 해결할 수 있는 상황이 아니었다. 따라서 어떻게 보면, 의사협회는 '카네기 재단'과 '플렉스너 보고서'라는 제 3자 개입의 형식으로 이 문제를 해결해보려고 했던 것이었다고도 할 수 있다.

실제로 의사협회와 일부 지도층 의사들은 '플렉스너 보고서'의 작성 과정에 깊이 관여하고 영향을 주었으며 이에 대한 증

홉킨스 서클The Hopkins Circle: 미국 의료를 바꾼 4명의 존스 홉킨스 인물들

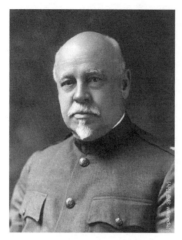

윌리엄 H. 웰치
(존스 홉킨스 의과대학 초대 총장)

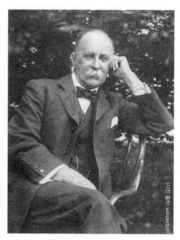

윌리엄 오슬러
(게이츠는 오슬러의 책으로
과학적 의학을 접했다.)

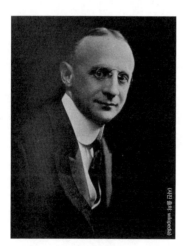

사이먼 플렉스너
(록펠러 의학연구소장, 웰치의 후계자)

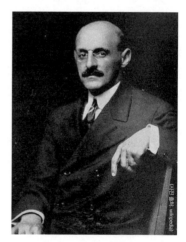

에이브러햄 플렉스너
(플렉스너 보고서의 작성자)

거는 다수 존재한다.[5] 카네기 재단의 프리쳇은 한때 의사협회 베번에게 두 단체 사이의 관계를 암시하지 말라며 각별한 주의를 당부한 바 있다. 하지만 이는 그만큼이나 '플렉스너 보고서'가 사실 카네기 재단이나 에이브러햄 플렉스너 단독으로 만든 것이 아니라는 반증이기도 하다. '플렉스너 보고서'는 결국은 드러내놓고 이야기하지는 않았지만 의사협회로 대변되는 특정 의료인 단체의 의견을 많이 반영하여 작성된 보고서였다. 그리고 이는 이후 논의할 현대 의료 체계에 대한 많은 담론의 주요한 토대가 된다.

아무튼 이렇게 작성된 플렉스너 보고서에서는 '의과대학에서 의사를 너무 많이 배출하고, 입학하기 전 의무교육 규정이 부실하며, 의과대학 시설과 교수진이 충분하지 않아 적절한 훈련을 제공하지 못하고 있다'고 지적했다. 특히 의사 수 과잉 문제는 의사들이 초기에 의사협회를 결성한 계기가 되었을 정도로 당시 의사들의 주요한 고민거리였다.[6] 그리고 플렉스너는 이런 상황이

---

5 "우리는 이 모든 작업에 당신들과 긴밀하게 협력하고 있습니다. 사실 우리는 그동안 당신들이 해오던 조사를 이어받아서 수행하고 있으며, 다만 우리는 당신들과 달리 외부의 독립된 기관으로서 당신들이 하지 못할 일을 수행할 수 있는 것입니다. 만일 이 보고서가 나온다면, 당신의 손에 탄약을 쥐여주는 것과 같을 것입니다."-헨리 프리쳇이 '플렉스너 보고서'에 대해 의사협회 딘 베번에게 보낸 서한 중에서- (E. Richard Brown, 《Rockefeller Medicine Men: Medicine and Capitalism in America》, University of California Press, 1981, pp.151~152).

6 1870년에서 1910년까지 미국 인구는 138% 성장한 반면, 의사 수는 153% 증가하였고, 1870년 52개였던 의과대학은 1900년 160개로 늘어난 상태였다. 이에 따라 의사 수가 과잉 공급되어 당시 의료 선진국이었던 독일이 인구 2,000명 당 의사 1명 정도였던 것에 비해 미국은 인구 568명 당 의사 1명 수준을 보였다. (폴 스타, 《미국 의료의 사회사》, KMA 의료정책연구소, 2012, p.173)

의사들을 지나치게 경쟁으로 내몰고, 그들이 소득을 늘리기 위해 불필요한 치료를 하게 만들며, 궁극적으로는 유능한 남성이 의사가 되는 것을 꺼리도록 만든다고 이야기했다. 따라서 플렉스너 보고서는 '더 적은 수의 더 나은 의사'를 모토로 의사 수 감축을 가장 우선 순위의 개혁 과제로 제시하게 된다.

"의학 교육의 개선 작업은 많은 학교를 폐교시킨다는 이유로 저항할 수 없다. 바로 그것이 필요한 것이다."

현대 의료 체계의 시작

1910년, 카네기 재단의 'Bulletin Number Four'라는 이름으로 발표된 '플렉스너 보고서' 이후 10년간 실제로 그래서 의사 숫자는 빠르게 감소하기 시작했다. 보고서에서 B등급으로 평가 받은 대부분의 의과대학들은 A등급 학교와 합병되었고, 많은 C 등급 학교들은 문을 닫게 되었다.[7] 이에 따라, 1915년 의과대학 수는 131개에서 95개로 감소했고, 졸업생 수는 5,440명에서 3,536명으로 줄었다. 1922년에는 여기서 더 나아가 38개 주에서 학부

---

7   이러한 의과대학의 A,B,C 등급 분류도 플렉스너 보고서가 발표되기 이전에 이미 의사협회 내부에서 비공식 조사를 통해 정리가 끝난 상태였다. (폴 스타, 《미국 의료의 사회사》, KMA 의료정책연구소, 2012, pp.174~193)

2년제 경력을 예비과정으로 의무화하였는데, 이로 인해 의과대학 수는 다시 81개로 감소하고, 졸업생은 1910년의 절반 수준인 2,529명까지 줄었다.(사실 플렉스너는 의과대학 수를 31개까지 감축하려 하였으나, 그 정도까지 개혁이 이루어지지는 못했다.)

　　이후 1930년대까지 의학은 의과대학과 병원의 인가認可부터 모든 면에서 의사집단의 통제 속으로 들어오게 되었는데, 의사들은 추가적으로 지역 의사협회를 통해 의사들의 의학 관행까지도 통제할 수 있게 되었다. 결국 이후로 '의학'이란 미국의사협회AMA와 에이브러햄 플렉스너가 제시한 과학적인 임상 및 연구 방향을 따르는 학교 졸업생들의 임상 실습 분야를 의미하게 된다. 이때부터 모든 의과대학 학생들은 입학하기 전에 생물학, 화학, 물리학에 대한 교육을 받아야 했으며, 의과대학 입학 후 처음 2년 동안은 해부학, 생리학, 세균학, 병리학, 약리학 등을 공부하고, 철저한 과학적인 실험 의학을 공부한 이후에 임상 교수진의 감독하에 임상 과정으로 나머지 2년을 보내게 되었다. 그리고 기존에 같은 '의사'로 존재하던 '동종요법'이라든가 약초를 이용한 의학 등은 당연히 이러한 '현대 의학' 실습에서 제외되었다.

　　'플렉스너 보고서'는 2년 후 독일, 오스트리아, 프랑스, 영국, 스코틀랜드 등 유럽에서도 조사가 진행되었는데, 이때는 록펠러 재단의 주도하에 이러한 조사가 진행되었다. 그리고 이들 각국에서도 플렉스너 보고서는 각국의 의과대학을 과학화하는 데 일조하게 된다.[8] 오죽하면 영국의 사회학자 도널드 피셔Donald Fisher는 "록펠러 재단의 참여가 없었다면 과학적인 의과대학 시스템이 영국에 생기지 못했을 것이다"라고 평가했을 정도였다.

이렇듯 '플렉스너 보고서'를 기초로 록펠러 재단은 이후에 이러한 모델을 전 세계로 전파하는 역할을 하게 되는데, 1927년에는 '국제 보건 부서'(IHD, International Health Division)라는 명칭의 기구를 만들어 뉴욕을 거점으로 전 세계 수십 개 국에 사무실을 설치하였다. 그리고 '국제 보건 부서'(IHD)는 각국 정부와 협력하여 의과대학을 설립하고 존스 홉킨스식 의학 교육 모델을 전 세계로 확산시킨다. 뿐만 아니라 IHD는 각국에서 공중 보건을 교육하고, 각종 보건 사업과 2,500여 명의 각국 보건 의료진을 후원하기도 했다. 이렇게 록펠러 재단의 IHD는 1951년 부서를 해체할 때까지 현재 기준으로 추산했을 때 수십억 달러 규모의 자금을 93개의 국가를 대상으로 지원하였는데, 이후 국제 기구로 출범한 WHO도 초기에 IHD 출신이 사무총장을 할 정도로 사실상 록펠러 재단의 사업의 영향을 받았다.

우리나라도 이러한 록펠러 재단의 지원에 있어서 예외는 아니었다. 록펠러 재단은 초기에는 동아시아 진출의 발판으로 먼저 중국을 선택했다. 중국에 중국 의학 위원회(CMB: China Medical Board)

---

8   1922년부터 1927년까지 록펠러 재단은 영국과 영국령 식민지에 총 461,000파운드의 금액을 지원하며 의과대학 설립과 의학 교육 개선 사업을 펼친다.

를 조직하여 당시 북경에 서양 선교사들이 만들었던 대학인 '협화의과대학'을 매입하는 것을 시작으로 동아시아 지원 사업을 처음 시작한 것이다. 재단은 먼저 협화의과대학을 아시아의 존스 홉킨스로 만들고자 53,000 달러의 막대한 자금과 우수한 교수진을 대거 협화의과대학에 투입했다. 당시 일제강점기였던 우리나라에서도 세브란스 의과대학생들을 비롯해 여러 명이 협화의과대학으로 유학을 다녀오기도 했다. 그러던 중 1949년 중국이 공산화되면서 CMB는 중국에서 퇴출당하게 되었고, 이후로 CMB는 1952년 일본을 시작으로 대만을 넘어 1953년 한국, 홍콩, 태국, 필리핀, 말레이시아, 인도네시아, 싱가포르 등 총 16개국의 의과대학을 지원하게 되었다.

물론 1953년 이러한 CMB의 본격적인 지원이 시작되기 전에도 우리나라에 록펠러 재단의 지원이 없었던 것은 아니었다. 1945년 해방 이후 미군정 상황에서도 록펠러 재단은 이미 세브란스의전 출신 4명, 경성의전 출신 2명, 미국 의대 출신 2명 등 10명의 유학생을 선발하여 하버드, 존스 홉킨스, 미시간 대학으로 유학을 지원한 적이 있었다. 록펠러 재단은 1947년에 2차로 3명의 의사와 2명의 간호사의 유학을 지원하였다. 그리고 이때 유학을 다녀온 유학생들을 중심으로 보건복지부 장관, 국립보건원·국립의료원 원장, 각 의과대학 교수, WHO 고문관 등이 배출되었으니, 해방 후 초기 한국 의료 체계 형성에 이미 미국 의료와 록펠러 재단이 큰 영향을 주었던 것을 알 수 있다.

이후 1953년부터는 CMB를 통해 우리나라와 록펠러 재단의 인연이 본격화되었는데, 세브란스 의과대학을 중심으로 서울의대, 간호대, 보건대학원, 경북의대, 전남의대, 전북의대, 이화여대 의대 등 국내 여러 대학이 이때 CMB를 통해 광범위하게 지원을 받았다. 세브란스의 경우는 1975년까지 20여 년간 총 1,000만 달러 이상을 지원받은 것으로 추정되고 있다. 그리고 이러한 록펠러 재단의 지원 기조는 우리나라에서도 역시나 '플렉스너 보고서'를 기준으로 진행되었기에, 지원금을 통해 우리나라 의과대학 교수진도 결국 미국의 의료를 배워오고, 미국 의과대학들과 같은 방식으로 현대식 의과대학을 운영하고 학생들을 교육하게 된다.

오늘날까지 이어지는 현대 의료 시스템은 대략 이런 방식으로 전 세계적으로 전파된 것이다. 결국 '플렉스너 보고서'는 미국의 의학뿐만 아니라 전 세계의 의학을 모두 바꿔놓았던 것인데, 여기서 또 중요한 것은 이러한 의학의 변화가 의학의 사회적 측면에도 영향을 주었다는 것이다.

산업화 시대의 의료

현대 의료 시스템의 규격화와 과학화는 이처럼 자본의 투자와 함께 이루어졌다. 이러한 규격화와 과학화는 또 그 자체로 자본의 투자를 가능하게 하는 일종의 투자 환경을 만들어주어서, 의료를 둘러싼 자본의 선순환 구조를 만들기도 했다. 과학화된 의료는 객관적인 데이터로 투자에 대한 결과를 보여주었고, 그렇게 규격화된 의료가 전 세계로 퍼져 나가 투자의 범용성과 확장성까지 보여주었던 것이다. 즉, 처음에는 자본이 의학을 현대화하였지만, 나중에는 이처럼 현대화된 의학 자체가 자본을 불러들였다. 이런 식으로 의학에 대한 자본의 투자는 지속적으로 확대되어 1911년 '플렉스너 보고서' 발표 후 록펠러 재단은 150만 달러의 보조금을 존스 홉킨스에 지원하였고, 이후 1920년까지 거의 7,800만 달러 이상을 의학 교육에 지원한다. 그렇게 1938년까지 미국의 모든 재단에서 의학 교육에 지원한 금액이 무려 1억 5천만 달러에 달하게 된 것이다.

이처럼 '플렉스너 보고서'를 기점으로 의학은 역사상 유례없는 자본의 지원을 받게 된다. 하지만 문제는 지원을 받는 한편으로 자본의 지배를 받게 되었다는 것이다. 의료 재단들은 명목상은 기금 운영을 대학 자율에 맡긴다고 하였으나, 후원금은 사실상 의과대학의 구체적인 개혁을 조건으로 하였고, 이는 결국 의과대학 운영에 자본이 개입하게 만들었다. 재단은 연구 지원을 통해 의과대학의 연구방향을 설정하였고, 개업과 겸업하는 교수진이 아닌 의과대학 전임 교수진을 요구하면서, 이러한 전임 교수들에 대한 영향력을 행사했다. 즉, 의학의 과학화는 필연적으로 자본을 필요로 했고, 의학은 이 과정에서 어느 정도 자본가들의 개입을 감내하며 과학화를 추진했다고 할 수 있다.

이렇듯 20세기 거대 자본들의 의료에 대한 투자는 단순한 기부금이 아닌 일종의 계약이었다. 그리고 '플렉스너 보고서'는 교육 재단들과 의과대학 사이에 이러한 계약을 가능하게 만들어준 가장 큰 단초였다. 결국 '플렉스너 보고서'는 유럽에서 공부하고 온 당시 엘리트 의사들과 대학의 교수진 및 부유한 자본가 계급의 이익을 모두 하나로 묶는 역할을 했다. 이처럼 산업화 시대의 의료는 단순히 '질병을 치료한다'는 순수한 목적만을 가지고 발달한 것이 아니라 다양한 이해 집단의 이해 관계 속에서 시대적 흐름을 따라 발전했다.

현대 의학은 이렇게 산업화 시대를 거치면서 성장했고 결국 나중에는 또 하나의 산업이 된 것이다. 의학이 이렇게 산업화되면서 이후 '의학의 과학화'라는 학문적인 작업에도 결국 산업적인 요소가 생기게 된다. 즉, 산업화 시대의 의학은 '의학 연구'에 있어서도 단순히 '의학적 진실 규명'을 목표로 하는 것이 아니라, 의학 연구에 투자한 주체나 산업의 이익을 생각하며 그 눈치를 보게 되었다는 것이다. 이는 아주 오래된 산업화 시대 의학을 둘러싼 논쟁거리이자, 이로 인해 의학이 '질병의 치료'가 아닌 '산업의 성장'이라는 왜곡된 목표를 가지고 있다는 일각의 비판은 아직까지도 진행되고 있는 현대 의료 시스템에 대한 중요한 화두이다.

어쩌면 이런 맥락에서, 록펠러가 석유 재벌이었기에 석유를 기반으로 한 합성 의약품 연구만을 지원하였고, 약초나 음식, 동종요법과 같이 산업화가 힘든 의학 분야는 배제했다는 일종의 음모론과 같은 이야기들이 세간에 퍼지게 된 것인지도 모른다. 실제로 록펠러 재단은 1939년 바이엘Bayer(당시 IG Farben)과 '제약 트러스트' 동맹을 맺었고, 이후 켈로그Kellogg, 네슬레Nestle, 로슈Roche, 훽스트Hoechst와 같은 국제적인 제약 기업들과도 추가적인 동맹을 맺은 바 있다. 이에 더해 록펠러가는 JP 모건과 함께 미국 제약 산업 지분의 절반 이상을 소유하고 있는 것으로 알려져 있다. 어떻게 보면 음모론이 생길 만한 상황이다.

하지만 여기서 굳이 이 이야기를 하는 것은 이러한 '음모론'을 다루려고 하는 것이 아니라, 그만큼이나 현대 의학이 산업적인 영향을 많이 받고 있다는 이야기를 하려는 것이다. 당연히 지금까지 살펴보았듯이 현대 의료 시스템은 록펠러와 같은 개인의 의지로 만들어낸 것이라기보다는 하나의 시대적 산물이었다고 보는 것이 맞다. 이에 따라 지나친 '음모론'은 분명 경계해야 하지만, 산업화 시대의 의료는 분명 일정 부분 산업 자본과 협력하며 발전하였고, 이 과정에서 산업 자본의 영향을 받았다는 것을 이해해야 한다. 그리고 그렇게 현대 의료에는 '의료 산업'이라는 수식어가 붙게 되었고, 여기서 오늘날까지 이어지는 현대 의료 시스템의 사회적 배경들이 형성되기 시작한 것이다.

새로운 의사들

이와 같이 산업적인 배경을 바탕으로 탄생한 '플렉스너 보고서' 이후의 의학은 또한 의사들의 모습에도 많은 변화를 만들어낸다. '플렉스너 보고서'는 일단 의학 교육을 더 이상 개원의와 임상가들이 아닌 과학자와 연구자들이 중심이 되어 가르치도록 만들었다. 이로 인해 의사들은 이제 '과학'이라는 학문적인 기준과 가치에 준하여 좀 더 통일된 모습으로 양성되기 시작했다. 현대 의료 시스템에서 '의사'는 그렇게 '과학적인 의학'이라는 슬로건 아래에서 하나의 직업이 되었으며 '의료 체계' 역시 단일화된 것이다.

현대 의학의 의사들은 모두 같은 의학을 배우고 같은 '치료 가이드라인'을 가지고 있다. 이에 따라, 19세기와 같이 임상 현장에서 일반적인 의사들끼리 서로 다른 견해를 피력하며 다툴 일은 많이 줄었다. 특히 어떤 의학적 이슈에 대해 내부적 합의를 만들어내고 집단적 노력을 수행하는 데에도 유리해졌다. 의사들은 이제 같은 의사로서 서로 의료 행위의 정당성을 인정하였으며, 이로 인해 대외적인 설득력과 권위도 더욱 신장시킬 수 있게 된 것이다.

하나가 된 의사들의 집단적인 행동력은 특히 법적 분쟁에서 두드러지게 나타났다. 지나친 대중의 기대에 비해 수준이 낮아 의료 사고가 많았던 당시 의료로 인해 의료 소송이 증가하자 의사들은 자신들이 배운 '과학적 원리'를 기반으로 동료들의 소송을 직접 지원하는 모습을 보여줬다. 그렇게 '플렉스너 보고서'는 기존의 개별 의사 중심이었던 의료를 하나의 커다란 '의료 시스템' 안에 조직화하고 집단화하는 역할을 했던 것이다.

'과학적인 의학'은 또한 의사들의 진료 모습도 바꾸어놓았다. 특히 대학병원 의사들은 현대 의료 체계에서는 점점 '진료실의 과학자'와 같은 모습을 띠게 되었다고 할 수 있다. 그러다 보니 대학 병원 의사들은 진료나 환자들의 평가보다도 '연구의 성과'라거나 '과학적인 발견' 같은 동료들의 평가에 예민해지는 경향이 생겼다. 때로는 이로 인해 환자를 하나의 '연구 재료'처럼 인식하게 되는 부분도 생긴 것이 사실이다. 그리고 대학병원 의사들이 중심이 되어 의료 교육이 이루어지다 보니, 의사들은 점점 건강과 질병을 전체적인 인체 시스템이나 사회 환경과 같은 통합적인 관점으로 생각하기보다 생리학, 해부학, 세균학, 세포 병리학과 같은 미시적인 개념을 가지고 각 의사의 전공별로 세분화하여 접근하는 데 익숙해졌다. 이때부터 기초 과학 중심의 환원주의적 의학은 점차 의학 교육의 기초로 자리매김하게 된다.

또한 전체적으로는 임상을 위주로 하는 의사들과 연구를 하는 의사들의 직업 분화도 보이기 시작했다. '플렉스너 보고서' 이후 과거와 달리 의과대학 운영에 자본가들의 연구 지원금이 중요해졌는데, 1953년에는 이미 연구 보조금이 미국 의과대학 총 수입의 4분의 1 이상을 차지하게 될 정도로 비중이 높아진 상태였다. 이에 따라 각 대학에서는 기초 과학 교수진을 확충했고, 임상 의료보다 실험실 과학을 선호하는 새로운 '학술 의사'들이 의료계에 새로운 중심축으로 대거 등장하게 된다. 게이츠의 록펠러 재단은 일찍이 의과대학 교수진의 '전일제' 계획을 추진하면서 기존 개원가의 의학 교육 참여를 제한했다. 이러한 조치로 기초 과학 중심의 새로운 '학술 의사'들이 의과대학 교육을 장악하게 되었다.

이처럼 현대 의료 시스템은 자연스럽게 개원가와는 어느 정도 거리를 두고 '학술 의사'들이 중심이 되어 교육 과정을 재구성했던 것이다. 그리고 이는 당연히 초기에는 개원가로 대표되는 임상 의사들의 반발을 샀다. 임상 의사들은 환자를 직접 진료하는 의사들로 실험실과 병동 연구와 같은 기초과학 중심의 의학교육이 고통받는 인간으로서 환자를 대하는 것이 아니라 연구에만 매달리는 반쪽짜리 의사를 양성할 수 있다고 비판했다. 그리고 이러한 주장을 하는 임상 의사들 중에는 당시 '플렉스너 보고서'에 참여했던 의사협회 베번과 같은 사람들도 있었다. 외과의사였던 베번은 카네기 재단의 프리쳇Pritchett에게 보낸 서한에 이렇게 썼다.

"록펠러 재단이 의과대학 조직 개편에 혼란을 초래하고 있으며, 록펠러의 교육 위원회GEB가 실험실 과학자들에게 지나치게 영향을 받아 실험실 의학을 과학적인 것으로 간주하고, 임상 의학을 소홀히 하고 있다…… 의사의 훈련은 어디까지나 임상을 하는 의사들을 교사로 삼아야 한다."

그리고 재미있는 것은 이런 갈등이 오늘날까지도 이어져, 우리나라 의료 현실에서도 종종 개원가의 의료인들과 대학·연구소의 의료인들의 의학적 입장은 차이가 있는 경우가 종종 발생한다는 것이다. 어떻게 보면 의료에 있어서 이와 같은 임상가와 이론가 사이의 견해 차이와 갈등은 어쩌면 전 세계 모든 의학의 역사 속에 항상 있어왔던 일들이다. 다만, 중요한 것은 현대 의료 체계는 그 형성 과정에서 '학술 의사'로 대표되는 이론 의학자들이 중심축을 맡게 되었다는 것이다.

또한 과학을 기반으로 한 의료 시스템은 많은 자본을 필요로 했기에 의료의 외부 의존도를 높였다. 현대 의료 시스템에서 의사들은 병원을 열고 설비를 갖추기 위한 자본을 스스로 조달할 수 없었기에 자본가들과 정부 및 은행에 의존해야 했고, 운영 수익의 측면에서도 보험 회사와 정부의 자원에 신경 써야 했다. 아울러 과학적 근거를 갖춘 의약품을 연구하고 공급하는 제약회사와는 떼려야 뗄 수 없는 관계를 형성하게 된다. 이로 인해 현대 의

그림 2-1 현대 제약회사와 의료의 관계

의과대학 지원,
연구비 지원,
의약품 교육,
독점적 처방권 부여,
학회비-항공료-숙박료 등 각종 특혜

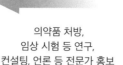

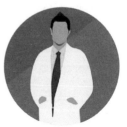

(그림 출처: https://pxhere.com/en/photo/1448009)

의약품 처방,
임상 시험 등 연구,
컨설팅, 언론 등 전문가 홍보

료에서 제약회사의 영향력 문제는 항상 논란을 일으키는 단골 주
제가 된다.

제약회사는 의과대학과 연구소에 연구비를 지원하여 의약품
을 개발하고, 최신 연구 자료를 의학계에 제공하고 교육했으며,
신약을 개발하여 의사들의 진료 범위를 넓히고 병원의 수익도 창
출하고 결과적으로 이러한 모든 과정을 통해 의사들의 권위를 높
이는 역할을 했다. 하지만 의학을 이처럼 기초 연구부터 약품의
홍보와 활용까지 많은 부분을 제약회사가 지배하면서 자본의 이
익이 되는 방향으로 의료를 이끌어 가고 있다는 비판이 나타난
것이다.

이처럼 현대 의료 시스템은 의사들을 병원, 제약, 의료기기,

의료 용품 및 장비, 연구 등으로 대표되는 거대한 의료 시장의 '중개자'이자 '관리자'로서 역할을 하도록 만들었다. 의사들은 더 이상 스스로 치료법을 개발하기보다는 상당한 자본 투자 없이는 아무나 만들 수 없는 자본 집약적인 의약품, 의료기기 등에 의존하게 된 것이다. 그리고 이는 한편으로 의료의 진입 장벽을 높였고, 이에 대한 독점적 지휘권을 획득한 의사들의 권한과 지위를 상승시켜 주었다. 제약회사는 의과대학과 연구비를 지원하고, 의사들에게 각종 특혜과 권한을 부여하며, 때로는 의사들에게 직접적으로 의약품에 대한 교육을 진행하기도 한다.

20세기에 처음 시작된 '초보 현대 의학'은 그렇게 첫 진료를 시작한 것이다. 하지만 역시나 현대 의학은 아직은 미숙했다. 1900년부터 1915년까지 '과학'을 표방한 현대 의학 진료로 발생한 의료 소송 건수는 19세기 전체의 의료 소송 건수를 넘어설 정도였다. 이에 의사들은 협회를 통해 이러한 의료 소송에 공동으로 대응하였는데, 이와 더불어 점점 자체적으로 의료의 '가이드라인'과 윤리 강령을 만들 필요성을 느끼고, 소위 말하는 '방어 진료'의 개념도 강조하게 된다.

이렇게 과학적인 의료는 점점 더 '진료 가이드라인'을 따르는 것을 미덕으로 여기는 진료 문화를 만들어 갔다. '진료 가이드라인'은 대부분 권위 있는 의학자들과 연구기관을 통해 최신 지견을 활용하여 보급한 것이기에 그 당시로 할 수 있는 '현대 의학의 최선'이라는 인식을 주었다.[9] 의사들은 더 이상 자신만의 독특한 치료법에 자부심을 가지고 진료하는 것이 권장되지 않았고, 이러한 방식은 동료의 지지나 법적 보호도 받기 어려워졌다. 이에 따라 현대 의학에서 '좋은 의사상'은 자신만의 독특한 치료법을 가지고 있는 의사가 아니라, 계속해서 업데이트되는 가이드라인을 폭 넓게 잘 숙지하고, 이러한 '매뉴얼 진료'를 잘 적용하는 의사가 된다. 그리고 이러한 보수적인 진료 방식이 오늘날도 대학을 중심으로 현대 의학 체계 전반을 형성하고 있는 것이다.

오늘날도 의과대학의 교수진은 일반적으로 각 분야의 '매뉴얼 진료'를 가장 잘 숙지한 사람들이다. 의과대학은 이렇게 학생들에게 진료 '가이드라인'을 따르는 의학을 교육하고, 각 과별로 숙지한 '가이드라인 진료'를 협력하여 환자에게 적용하는 시스템을 가지고 있다. 그리고 이러한 '가이드라인' 진료는 무엇보다 의약품이나 치료로 인한 심각한 부작용이 발생하더라도, 과학적인 근거로 의사들의 의료 행위를 정당화하고 방어하는 기능이 있기에 어떻게 보면 의료에 있어서 필연적이다.

---

9 가이드라인 진료 문화는 오늘날까지도 이어져서, 수술이나 주사요법과 같이 기술 차이가 많이 날 수 있는 치료법보다는 약물의 사용이나 진단·검사와 같은 정량화·객관화가 가능한 항목들을 중심으로 특히 발달해 있다.

현대 의료에 대한 평가

이렇듯 현대 의학은 '플렉스너 보고서' 이후 많은 변화를 거쳐 지금의 모습까지 이어져 오게 되었다. 지금부터는 본격적으로 이러한 현대 의학이 가지고 있는 정체성과 방향성, 한계와 효용에 대한 논의를 해보려고 한다. 그리고 이 문제는 이미 1900년대 후반 현대 의학의 결과물들이 쌓이면서 충분히 이슈화가 된 적이 있기에 우선은 과거의 기록들을 살펴보며 이야기를 시작해볼 수 있을 것 같다.

20세기 후반의 현대 의학에 대한 평가

20세기 인류는 분명 사망률을 크게 감소시키는 데 성공하였고,

인체에 대해 보다 많은 것을 알게 되었으며, 질병에 대한 몇몇 효과적인 통제 방법들을 알게 되었지만, 어찌된 일인지 1970년대에 이르러서는 점점 의학의 권위가 예전만 못해졌다. 20세기 후반 사람들은 이미 더 이상 과학의 진전이 유토피아적인 세상을 만들어줄 것이라 기대하지 않고 있었다. 이에 따라 과학적인 의학이 건강을 증진시켜줄 것이라는 약속에 대해서도 이제는 회의적인 시선을 보내는 이들이 많아졌다.

여기에는 그럴 수밖에 없는 이유가 있다. 우선 2차 세계 대전이 끝나고 평화의 시대가 도래하면서 의학은 예전처럼 급박한 응급 상황에서의 역할로만 존재감을 드러낼 수 있는 상황이 아니었던 것이 컸다. 사회에서는 이제 만성질환이 가장 큰 질병의 이슈가 된 상태였고, 이로 인한 의료부담의 가중과 개인과 사회의 지속적인 의료비 상승은 의료에 대한 비판적 시선을 갖게 만들었다. 사람들은 점점 병원에 가도 건강이 증진되지 않는다는 것을 느끼기 시작했으며, 만성 질환에 있어서는 현대 의학이 뚜렷한 해법을 제시하지 못하고 있다는 생각을 하게 되었고, 시골과 빈민가의 의료 불평등은 점점 심화되고 있었다. 그 와중에 의료 산업과 의사들의 지위만 계속해서 계급적인 상승을 하게 되니 이에 대한 반감과 회의감이 생기기 시작한 것이다.

그리고 이러한 문제 의식은 1장에서 살펴본 맥큐언의 연구와 같이 20세기 평균 수명의 연장과 질병의 격퇴에 있어서 의학이 실제로 공헌한 바를 평가한 연구자들의 연구가 공개되면서 더욱 심화되었다. 의료는 결국 많은 요소들이 관여하고 있는 문제로, 과학화된 의학 역시 단독으로 유토피아적인 의료를 건설하는 데 실패한 모습을 보인 것이다.

결국 1970년대 중반에는 의료 비평의 수위가 점점 올라갔는데, 정치 과학자 아론 윌더브스키Aaron Wildavsky는 그의 저서에서 "1달러 혹은 10억 달러를 의료에 투자했을 때 건강증진에 대한 한계효용은 제로에 가깝다"라고 이야기했다. 같은 맥락으로 보건 경제학자 푸크스Victor Fuchs도 "의료가 20세기 초까지는 건강에 기여해왔으나 더 이상 사망률이나 질병을 감소시키지는 못할 것"이라고 이야기하기도 했다. 심지어 《메디컬 네메시스Medical Nemesis》의 저자 일리히Ivan Illich는 "현대 의학이 치료하는 이상으로 많은 질병을 만들어내고 있다"라고 까지 이야기한다. 그리고 실제로 이는 현재까지 이어지는 문제로, 전 세계 최고의 근거중심의학 연구기관인 코크란 연합Cochrane의 창립자인 피터 괴체Peter C. Gotzsche는 2017년 그의 저서 《위험한 제약회사》를 통해 유럽과 미국의 주요 사망 원인 3위가 '의약품'임을 거론하며, 제약업에 지배당한 현대 의료 시스템을 비판하기도 했다.

그러나 이와 같이 신랄한 비평에도 불구하고, 20세기 현대의 과학적인 의학은 상당한 성과를 냈다는 것 또한 인정해야 한다. 20세기에만 3~5억 명을 사망하게 한 '천연두'는 1958년부터

1977년까지 전 세계적인 백신의 보급으로 종식되었고, (인류 역사상 최초로 의학의 힘으로 정복된 질병) 소아마비는 1988년까지 전 세계적으로 35만 건의 환자가 있었으나, 백신의 보급으로 2017년에는 단 22건만 보고되었다. 임산부가 감염될 경우 유산이나 아이에게 심각한 결함을 일으키는 풍진Rubella도 백신을 통해 95% 이상 예방할 수 있게 되었다. 그 밖에도 항생제의 발견은 결핵, 매독과 같은 많은 전염성 질환의 치료율을 높였는데, 1930년대 설폰아마이드 Sulfonamides를 시작으로, 1940년대 페니실린penicillin, 1950년대에 이르러서는 1장에서 나바호족의 결핵 치료를 이야기하며 등장했던 '이소니아지드'와 같은 다양한 항생제들이 개발되어 전염성 질환의 치료율을 높였다.

20세기 의학의 주요 성과들

1901   란트슈타이너, 혈액형 발견(오스트리아)

1902   베일리스와 스탈링, 호르몬 발견(영국)

1903   파블로프, 조건반사설로 노벨의학상 수상(소련)

1906   홉킨스, 비타민 연구 시작(영국)

1906   각막이식수술 성공(영국)

1910   에를리히, 매독 치료에 살바르산 사용(독일)

1918	스탈링, 심장의 법칙 발견(영국)
1921	밴팅과 베스트, 인슐린 발견(캐나다)
1928	플레밍, 페니실린 발견(영국)
1932	루스카, 전자현미경 개발(영국)
1935	도마크, 설파제 개발(독일)
1937	국가보장 보건의료제도 첫 실시(소련)
1938	항생제 개발 착수(독일과 호주)
1942	페니실린 대량 생산 성공(미국)
1948	세계보건기구WHO 창설
1951	핀쿠스 등, 먹는 피임약 개발(미국)
1953	왓슨과 크릭, DNA구조 발견(미국과 영국)
1954	존 앤더스, 소아마비 바이러스 배양에 성공(미국)
1962	항암제 개발 시작
1967	크리스천 버나드, 심장이식수술 성공(남아공)
1971	얼 서덜랜드, 호르몬 작용체계 규명해 노벨의학상 수상(미국)
1977	로잘린 얄로우, 호르몬 연구로 노벨의학상 수상(미국)
1978	최초의 시험관 아기 '브라운' 탄생(영국)
1980	WHO 천연두 박멸 선언
1981	핵전쟁방지 국제의사회IPPNW 설립
1981	에이즈 발견(미국)
1985	골드스타인과 브라운, 콜레스테롤 연구로 노벨의학상 수상(미국)
1990	인간게놈프로젝트
1994	방사선 수술법Radiosurgery의 개발
1998	줄기세포치료의 시작(인간 배아줄기세포 분리 성공)

시대가 지금의
현대 의학을 만들었다

따라서 우리는 이처럼 '플렉스너 보고서' 이후 재편되고 발전한 현대 의학의 성과와 오류를 객관적으로 이해하고 있는 것이 필요하다. 이는 현재까지도 이어지는 문제로 오늘날의 의료를 이해하고 활용하는 데에도 적용되는 문제이기 때문이다. 그리고 지금까지 살펴본 것과 같이 20세기 의학의 발달은 감염병과 응급·급성 질환을 중심으로 큰 성과를 내었지만 결국 만성 질환 사회를 유도한 측면을 부정할 수는 없다. 이는 의학이 실험실 과학 중심으로 재편되면서 지나치게 질병을 개인화하고, 세포와 세균과 같은 작은 단위로 분석하여 환원하는 방식의 환원주의 체계를 따랐기 때문이다. 또한 현대 의학에서 의사의 역할은 '병상의 과학자'와 같아져서 환자·사회와의 관계가 약화되었고, 재단을 중심으로 자본의 혜택을 입은 현대 의학은 현대 자본주의 사회구조의 문제를 지적하기보다는 이를 회피하고 지지하는 방식으로 발달했다.

이에 의학이 소홀히 하고 있던 질병의 사회·환경적 영향은 '생활 습관병'으로 대표되는 오늘날의 만성 질환 사회로의 전환을 이끌어낸 것이다. 그리고 사실 이러한 질병의 사회·환경적 영향은 전통적으로 동서양을 막론하고 모든 의학에서 강조되던 내용이었다. 19세기 서양의학에서도 '사회의학' 분야가 고도로 발달되어 있었는데, 프랑스의 빌레르메Vilerme, 뷔셰Buchez, 게린Guerin, 독일의 노이만Neumann, 피르호Virchow, 로이부셔Leubuscher 등은 일찍이 질병의 경제·사회·직업적 원인을 연구하고, 이를 개선하기 위한 적극적인 사회 개혁을 주장했었다. 특히 병리학의 아버지이며 사회의학의 창시자라고도 불리우는 독일의 루돌프 피르호는 "의학은 사회과학이며, 정치는 대규모의 의학에 불과하다"라고까지 이야기했다. 그는 의학이 정치적, 사회적 생활에 개입해야 하며, 비인간적이고 위험한 노동 조건, 실업, 열악한 생활 환경, 영양, 빈곤이 높은 질병 발생과 조기 사망의 주요 원인이라고 주장했다.

하지만 이후 파스퇴르의 세균 이론Germ Theory을 필두로 질병을 특별한 미생물과 같은 특정한 원인에 의한 것으로 인식하는 것에 더 주의를 기울이게 된 의학은 과학적인 실험실 의학을 중심으로 재편된다. 이때부터 의학은 질병을 연구함에 있어서 개별적인 외부 특정 병인Specific Cause을 식별하고, 이러한 병리적 상태를 치료하기 위한 특정 요법Specific Treatment을 찾는 일에 집중하게 된 것이다. 그렇게 자연스럽게 의학과 질병의 문제를 사회·환경과 분리해 생각하는 경향이 20세기에 들어 강해졌다.

이는 의사들뿐만 아니라 일반적인 대중들도 마찬가지였다. 대중의 시각에서도 의학적으로 소아마비가 예방될 수 있다면, 암과 심장질환, 정신 질환도 의학의 발전을 통해 예방될 수 있다고 생각하는 것이 어찌 보면 당연한 수순이었다. 하지만 이에 대해 파스퇴르마저도 말년에 그의 동료 교수 레농Louis Rénon에게 "세균은 아무것도 아니다. 환경이 더 중요하다"라고 이야기했다는 설이 있을 정도이니, 이러한 접근 방식들에 대해서는 결국 다시 생각해봐야 할 문제이다.

분명 그간의 현대 의학은 사람들의 생활 습관이나 사회 환경에 대한 관심보다는 질병의 기전을 밝히고 해당 기전의 일부를 통제하거나 병원균을 죽이는 생물 과학적인 요소에 집중적인 관심을 보여왔던 것이 사실이다. 게이츠는 일찍부터 질병을 사회학적인 것이 아닌 기술적인 문제로 보았고, 환원주의적 관점을 기본으로 한 과학 중심의 존스 홉킨스 모델을 의학의 바른 방향으로 설정하였다. 그리고 이는 20세기 의학의 발전을 주도한 주요한 자원인 록펠러 연구소의 방향이었고, 이에 따라 질병의 사회 환경적 요소보다는 화학, 생물학, 병리학, 세균학, 생리학, 약학, 수술 분야를 중심으로 의료가 발달하게 된 것이다. 게이츠는 예방의학을 강조한 적은 있으나 이러한 결론을 확장하여 사회 환경적 대책을 수립하거나 큰 의미를 부여하는 데까지 연결시키지는 못했다. 그리고 이러한 흐름은 어떻게 보면 현대까지도 이어지는 현대 의학의 하나의 큰 흐름이다.

사실 현대 사회에서 환경과 영양 같은 사회 환경의 문제에 의학이 직접적으로 개입하는 것은 쉬운 문제가 아니다. 이는 결국 사회 구조 자체에 개입해야 하는 문제인데, 이러한 과정은 기업들의 생산 비용을 증가시키거나, 특별한 경우는 특정 시장을 제한시킬지도 모르는 조치이기 때문이다. 결국 현대 사회는 산업의 발달과 기업가 중심의 자본주의를 바탕으로 만들어진 사회인데, 마찬가지로 이러한 자본의 혜택을 통해 성장한 의학이 이러한 사회 구조에 문제를 제기하는 것은 상상하기 쉽지 않은 것이다.

현대 의학은 분명 초기 기업가들의 자선 사업을 중심으로 발전하였다. 아무리 2차 세계 대전 이후 정부에게 주도권이 어느 정도 넘어갔다고 하지만, 정부의 의학에 대한 투자도 결국은 기업을 중심으로 한 사회구조를 배경으로 하고 있기에 모든 구조가 맞물려 있다. 이에 따라 산업의 발달 과정에서 발생한 환경 오염의 문제라든가, 석유 화학 산업의 발달과 함께 나타난 농업·식품·의약품의 문제 그리고 노동의 문제 같은 것들은 정부도 의학도 쉽게 건드릴 수 있는 문제가 아니다. 결국은 의학이 산업 자본주의 질서를 유지하고, 그것을 지지하는 방식으로 성장했다는 보건정책학자 리차드 브라운E. Richard Brown과 같은 사람의 주장처럼 의학도 결국은 현 사회에 속한 하나의 구조물로서 제한된 상황에서의 최선의 길을 찾을 수밖에 없었던 것이다. 그리고 어찌 보면 그러한 결과로 현재 의학의 방향성이 만들어졌다고 봐도 과언은 아니다.

결국 현대의 의료 체계는 어떤 음모론적 이유로 형성되었다기보다는 지금과 같은 모습을 띨 수밖에 없는 총체적인 사회적 흐름의 결과물인 것이다. 그리고 현대의 사회 구조가 완벽하지 않은 것처럼, 이러한 흐름이 낳은 의학 또한 완벽할 수는 없다는 것을 한편으로는 인정해야 한다.

추방된 의학이
들려주는 이야기

추방된 의학 1:
동종요법

지금부터는 '플렉스너 보고서'의 등장으로 정규 의료 체계 밖으로 밀려난 다른 의학들을 한번 살펴보고자 한다. 이들은 대부분 산업 자본주의가 개입되기 이전에 만들어진 의료 체계들로, 어쩌면 이들에게는 현대 의학이 놓치고 있는 여러 가지 의료의 이야기들이 존재할 수도 있다.

먼저 살펴볼 것은 서양에서 '플렉스너 보고서'가 작성될 당시에도 유행했던 동종요법이다. 동종요법은 우리나라에서는 아직까지도 생소한 치료법이지만, 동종요법을 활용하거나 경험한 사람들이 우리나라에도 간혹 존재한다. 2008년 〈동아일보〉에는 동종요법을 공부하는 수의사들의 모임이 잠시 소개된 적이 있다. 그 중에서도 마른 기침을 하는 강아지에게 '벨라도나'라는 동종요법 약물을 먹이자 강아지가 기침을 멈췄다는 한 수의사 선생님의 기록은 약간의 생각할 거리를 제공한다. 동물에게는 '플라시보 효과'가 없기 때문이다.

또 이러한 동종요법은 사실 서양에서는 일찍부터 다양한 질환에 활용되었던 치료법으로, 심지어 19세기 전염성 질환의 상황에서도 꽤나 성과를 낸 것으로 기록되어 있다. 예를 들어, 1849년 신시내티Cincinnati의 콜레라 환자 치료 통계를 보면 동종요법 치료를 받은 1,116명의 환자 중 3%만이 사망한 반면 정통 치료를 받은 환자는 48~60%가 사망한 것으로 기록되어 있다. 그리고 이와 유사하게 1878년 미국 남부 전역에 퍼진 황열병 통계에서도 동종요법 치료를 받은 사람들의 사망률은 정통 의학을 사용한 사람들의 약 3분의 1 정도 수준이었던 것으로 보고되어 있다.[10] 이외에도 동종요법은 알레르기, 관절염, 피부질환 등 모든 질환에 다양하게 쓰인 기록이 존재한다.

하지만 어찌된 일인지, 오늘날은 동종요법을 동양이나 서양을 막론하고 쉽게 접하기가 어렵다. 심지어 이 책을 보는 사람들 중 '동종요법'이란 용어를 처음 접하는 사람들이 아마 대다수일

---

[10]   물론 이러한 기록은 당시의 정통 의학(서양 의학)이 수은, 대량 사혈 등을 사용하였던 것을 감안하였을 때, 오늘날과 비교하여 일률적으로 해석하기에는 무리가 있다.

것이다. 나 역시도 그랬다. 그러다 보니 몇몇 동종요법 지지자들 사이에서는 오늘날의 의료 체계 형성 과정에서 현대 의학이 어떤 음모를 가지고 동종요법을 박해했다고 주장하기도 한다.[11] 하지만 이런 오해와 달리 동종요법은 20세기 초에 이미 그 유행으로 정식 '의사'로서 의사협회의 한 일원으로 참여할 정도로 지위를 공고히 하고 있는 상황이었다.[12]

특히 '플렉스너 보고서'가 쓰여질 당시에 동종요법은 미국에서 상당한 인기를 끌고 있었다. 록펠러와 같은 고위층 자산가들 역시도 동종요법을 지지하고 있었기 때문에 의사들 역시 동종요법을 공개적으로 반대하기 어려웠다. 그렇게 1900년에는 미국 전역에 22개의 동종요법 의과대학과 100개 이상의 동종요법 병원이 있었고, 심지어 보스턴 대학, 미시건 대학, 미네소타 대학, 아이오와 대학과 같은 일부 정통 의과대학에서는 동종요법을 정식 교육 과정에 포함시켜 함께 가르치고 있었다. 그러던 것이 오늘날 현대 의료 체계가 형성되며 어느덧 '동종요법'은 저 멀리 비주류 분파 중 하나로 겨우 명맥을 잇고 있는 수준이 된 것이다. 여기에는 '플렉스너 보고서'가 결정적인 역할을 했다.

'플렉스너 보고서'는 동종요법을 금지하거나 반대하지는 않

---

11   당시 많은 정통 의학 의사들은 동종요법에 대해 강한 적대심을 품고 있었고, 심지어 동종요법 의사와 교류한 의사가 있으면 보복성 징계를 가할 정도로 여러모로 공격을 시도했던 것은 사실이다.
12   '동종요법' 의료인들은 19세기 말 20세기 초 미국 의사들의 면허 운동에 함께 참여하면서 '의사협회'의 일원으로 받아들여졌다.

왔지만, 의과대학 교육과정에서 과학적인 현대식 교육을 의무 규정으로 넣음으로써 도제식 교육 중심이던 많은 동종요법 의과대학들이 더 이상 생존하기 어렵게 만들었다. 이에 따라 실험실과 병원 시스템 등 교육 환경을 제대로 갖출 수 없는 소규모 동종요법 의과대학들이 대부분 폐교했고, 남은 학교들도 교육 과정을 일반적인 기초 과학과 서양의학 중심으로 재편하면서 점차 사라지게 되었다. 1923년에는 그렇게 미국 전체에 동종요법 의과대학이 2개만 남게 되었고, 이후 얼마 안 가서 이들마저 동종요법 교육을 중단하며 동종요법 의과대학은 완전히 역사 속으로 사라지게 된다.

동종요법이 그저 의료적인 가치가 없는 구시대의 유물이었다면 아마 이때 완전히 사라졌을 것이다. 하지만 동종요법은 보다시피 어떤 의료적인 문제로 평가를 받아 퇴출된 것이 아니라 사회적·제도적인 상황에 의하여 주류 의학계에서 밀려나게 된 것이었다. 근근이 명맥을 유지해오던 동종요법은 20세기 후반 현대의학에 대한 대중의 환상이 깨지고 이에 대한 재평가와 비판의 움직임이 일어날 때, 이러한 사회적 분위기와 '자연주의' 바람을 타고 되살아날 기회를 얻게 된다.

그렇게 부활한 동종요법은 1970년대 미국에서 100명도 안 되던 의료인 숫자가 10년만에 1,000명이 넘게 늘어났다. 치과의사, 수의사, 간호사, 자연요법사, 침술사, 심리학자 등 의사가 아니더라도 다양한 사람들이 다시 동종요법을 활용하기 시작한 것이다. 이로 인해 동종요법 의약품의 매출도 무려 1,000% 가까이 상승했다. 동종요법은 이렇게 살아남아 오늘날까지도 미국을 포함한 전 세계에서 잊혀지지 않고 활용되고 있다. 2011년에 실시된 설문 조사에 따르면 미국에서는 전 인구의 2.1%가 지난 1년간 동종요법을 활용한 경험이 있다고 답했으며, 이탈리아와 독일에서는 2012년 각각 인구의 8.2%, 14.8%가 동종요법 치료를 지난 1년간 받은 적이 있다고 대답했다.

또한 현대의 동종요법 이야기를 하자면 빼놓을 수 없는 두 국가가 있는데, 바로 영국과 인도이다. 특히 영국은 오늘날까지도 왕실에서 공식적으로 동종요법을 지지한다고 표명할 정도로 동종요법에 대한 지지가 국가적으로 남아있다. 2020년 찰스 왕세자와 윌리엄 왕세손이 신종 코로나 바이러스에 감염되었을 때도 영국 왕실은 동종요법을 활용하여 화제가 된 적이 있다. 2022년 9월에 서거한 엘리자베스 2세 여왕도 코로나 증상으로 휴양할 때 동종요법 관리를 받은 것으로 알려졌다. 통계에 따라 차이는 있지만 대부분의 조사에서 영국은 전 세계에서 동종요법을 가장 많이 활용하는 국가 중 하나로 알려져 있다. 1999년 BBC 조사에서는 무려 영국 성인의 17%가 지난 1년간 동종요법 치료를 받은 적이 있다고 대답했다.

아시아에서는 인도가 동종요법을 많이 활용하는 국가로 유명하다. 일찍이 간디는 '동종요법'을 인도에 적극적으로 보급하면서 "동종요법이 다른 어떤 치료법보다 많은 수의 환자들을 치료할 수 있으며, 안전하고 경제적이며 가장 완벽한 의학임에 의심의 여지가 없다"라고 말했다. 테레사 수녀 역시 인도에서 동종요법을 보급하고 환자들을 치료한 것으로 널리 알려져 있다. 그 결과 20세기 후반 인도에는 이미 120여 개의 동종요법 의과대학이 있었고, 10만명 이상의 동종요법 의사가 활동했으며, 현재까지도 많은 사람이 동종요법을 활용하고 있다.[13]

이처럼 동종요법은 동서양을 막론하고 오늘날까지도 살아남아 전 세계 많은 사람이 활용하고 있다. 환자 개인의 경험에 근거하자면 그 효과성을 증거하는 많은 이가 아마 전 세계적으로 존재할 것이다. 역사적으로는 발명왕 에디슨, 마크 트웨인, 록펠러, 간디, 테레사 수녀 등이 열렬한 동종요법의 지지자이자 증인이기도 했다.

하지만 어찌된 일인지 '동종요법'은 이제 더 이상 예전처럼 하나의 의료 체계로 인정받지는 않는다. 물론 영국과 인도처럼 일부 동종요법을 지지하는 국가들이 남아 있을지는 모르나, 이는 어디까지나 '보완대체의학'과 같은 범주이지, 정식 '의료'의 범주는 아니다. 오늘날 공식적으로 전 세계적으로 인정받는 의학은

---

[13] 우리나라에서도 동종요법을 전문적으로 공부하고 온 의사나 전문가들은 영국이나 인도에서 유학하고 온 사람들이 많이 있다.

오직 '플렉스너 보고서'를 통과해 탄생한 '현대 의학' 하나뿐이다. 이외의 의료 체계들은 더 이상 '의학'이라는 공식적인 자리에 적극적으로 참여하지는 못하고 변방으로 밀려나 그 효과마저 의심받는 상황에 놓여 있다. 그리고 이러한 이유로 나는 이들을 '추방된 의학'이라 부르고 있는 것이다.

보완대체의학의 효과성 논쟁

대부분의 보완대체의학들은 현상적으로는 그 효과성을 증거하는 많은 사람이 존재하지만 학술적으로는 아직 명확하게 밝혀진 게 없는 실정이다. 즉, 과학적으로 아직 그 작용 원리가 전부 밝혀지지 않은 상태에서 어디서는 매우 효과적이라고 하고, 어디서는 전혀 효과가 없다고 하는 것이 대부분의 보완대체의학들의 현 주소인 것이다. 그래서 논문 분석만 놓고 보자면 동종요법은 사실 이미 2005년 영국 의학 잡지 《란셋Lancet》 저널을 통해 '플라시보 효과와 큰 차이가 없다'라는 평가를 받은 적도 있다. 이외에도 동종요법의 효과성에 대해 회의적인 평가를 내린 연구들은 다수 존재한다.

그렇다면 도대체 무엇이 맞는 걸까? 동종요법과 같은 보완대체의학들은 이미 현대적인 기준에서 부적격 판정을 받고 주류 의학체계 밖으로 밀려나게 된 것인데, 세상에는 또 아직까지 이러한 치료법들을 지지하는 수많은 사람과 증인이 존재한다. 도대체 왜 이런 일이 생기는 것일까? 여기에는 여러 가지 이유가 있다. 우선 동종요법이 부적격 판정을 받게 된 결정적 계기라고 할 수 있는 현대의 과학 연구 방법론 자체의 문제를 살펴보면, 아마 대략적으로 이러한 논란에 대한 큰 그림이 그려질 것이다.

현대는 한마디로 '근거중심의학'(EBM, Evidence Based Medicine)의 시대로, 어떤 치료법이 '현대 의학' 기준에서 인정할 만한 공신력을 획득하려면 반드시 일정한 수준의 연구적 '근거'를 갖추고 있어야 한다. 그리고 '근거중심의학'에서 인정하는 가장 '근거 수준'이 높은 효과성 판정 데이터로는 리뷰Review와 메타 분석Meta-Analysis이라고 불리는 종합 분석 연구 방식이 대표적이다. 이는 특정한 주제에 대해 그동안 수행된 여러 가지 연구들의 결과를 종합하고 분석하여 결론을 내리는 연구 방식으로 일종의 '다수결'을 통한 의사 결정 모델이라고 할 수 있다.

그러나 여기에는 사실 큰 함정이 하나 있다. 다수의 연구를 종합하여 결론을 내리는 것이 올바른 의사 결정 도구가 되려면 수집된 다수의 연구들의 질이 좋아야 한다는 점이다. 수집된 개별 연구들이 대부분 믿을 만한 연구가 못 된다거나, 또는 각 연구의 결과값이 너무 극단적으로 차이가 나면 이런 연구를 모아서 결론을 내리면 오히려 그 결과가 산으로 간다.

예를 들어 우리가 커닝을 한다고 하더라도, 하위권 학생들의 답안지만 잔뜩 모아서 커닝을 한다거나, 꼴등과 1등 양극단의 답안지를 고루 참조해서는 아무 소용이 없지 않겠는가? 이처럼 자료를 취합하여 결론을 내는 데에는 기초가 되는 자료들의 질과 수집 방법이 중요하다. 그런데 정작 현실은 동종요법이나 대부분의 보완대체의학 연구들은 기본적으로 개별 연구들 자체의 질이 좋지 못한 것이다. 게다가 '많이' 시행되고 있지도 않다. 또한 당장 인터넷 검색을 잠깐 해봐도 동종요법이나 보완대체의학과 관련된 사람들의 경험담은 큰 효과를 봤다고 이야기하는 사람들부터 전혀 효과를 보지 못했다고 이야기하는 사람까지 그 효과성 논란이 양 극단에 놓여 있다. 커닝을 하는데 하위권 답안지들이 수두룩하고, 1등과 꼴등의 양극단의 답안지를 모두 참조해야 하는 상황인 것이다.

그러니 아직까지는 이러한 보완대체의학을 두고 현대 의학의 기준대로 연구 분석descriptive research을 통해 효과성을 판정해서는 제대로 된 결론에 도달할 수가 없다. 또한 이런 식으로 기술적인 분석을 통해 도출한 결론은 어디까지나 현재까지의 데이터만을 놓고 내린 결론이지, 그 자체가 확정적인 결론이 아니라는 것도 생각해야 한다. 즉, 현재까지의 연구를 통해 '치료 효과성이 불확실하다'는 결론이 나왔더라도, 추후 데이터가 쌓이면 언제든지 결과는 바뀔 수 있다. 이는 메타-분석 연구와 같은 비실험 연구의 또 다른 한계점이기도 하다. 그렇기 때문에 이런 기술적인 분석을 통한 논의는 어디까지나 '의학 이론'으로서의 이야기이지 임상적으로 '효과가 없다'로 쉽게 이어질 수 있는 문제가 아니란 것을 잘 이해해야 한다.[14]

왜 보완대체의학 연구는
개별 연구의 질이 좋지 못한가?

보완대체의학들이 왜 개별 연구를 제대로 진행하지 않는 것이냐고 반문할 수도 있을 것이다. 이에 대해서는 사실 논의해야 할 많은 이야기들이 있지만, 여기서는 잠시 우리에게 친숙한 침술 연구를 사례로 이에 대한 연구적인 문제 일부를 한번 살펴보고자 한다.

침 치료 역시도 같은 질환에 대해서 그 효과성이 양 극단에 놓여 있는데, 그 이유 중 하나는 한의사들마다 치료 기술이 조금씩 다르다는 데있다. 아마 한의원 치료를 많이 경험해본 사람들이라면 무슨 말인지알 것이다. 오죽하면 환자들 스스로도 자신하고 '운때'가 맞는 한의사가 있다고 이야기할 정도이니 말이다. 즉, 침술은 기본적으로 대단히시술자 의존적인 특징이 있다.

이는 사실 인체를 환원론적으로 보지 않고, 유기체적으로 파악하는 대부분의 보완대체의학들이 가지고 있는 특징이다. 동종요법이나 한의학과같은 치료 방식은 기본적으로 숙련된 시술자에 의한 치료를 요구한다.

---

14   심지어 메타-분석 연구와 같은 방법들은 연구자의 주관이 많이 개입된다. 연구자들이 원하는 바가 있을 경우 원하는 결론으로 연구의 방향을 의도적으로 이끌어 갈 수 있고, 그렇지 않더라도 분석에 선택되는 연구 데이터에 따라 연구의 결론이 달라질 위험이 있기도 하다.

그리고 이로 인해, 사실 침술의 효과성 연구를 제대로 수행하려면 하나의 주제에 대해 숙련된 시술자를 선정해서 해당 시술자 한 명의 침술을 기준으로 연구해야 한다. 하지만 이는 그저 개인의 치료 능력을 평가하는 것이지, 범용성 있는 의학 연구라고 보기 어려워 실제 잘 시행되지 않는 방식이다. 따라서, 현실에서는 대부분의 침술 연구가 연구자들을 중심으로 특정 질환에 대한 임의로 선정된 몇몇 혈자리의 효과성을 판정하는 방식으로 이루어지는 경우가 많다.

그러나 이는 결국 실제 임상 현장에서 시행되는 침 시술과는 거리가 멀며, 특정한 서양의학 진단명에 일률적인 혈자리를 시술하는 것은 애초에 전통적인 침 치료 방식도 아니다. 이로 인해 대부분의 침술 연구는 그 자체로 임상적인 효과성을 평가하는 연구라기보다는 그 가능성을 확인하는 기초단계 연구 정도로 남게 되는 것이다. 그러니 이런 연구들만 가지고 침 치료의 효과성을 논의한다는 것 자체가 아직까지는 무리가 아니겠는가?

이처럼 대부분의 보완대체의학들은 현대 의학 기준으로 개별 연구를 수행하기에는 기본적으로 그 의학적 특성 자체가 달라 어려움을 겪고 있는 경우가 많다.

현상을 관찰하고
결론을 유보하라

결국 보완대체의학의 효과성은 객관적인 관점으로 이야기하기에는 아직까지는 객관적인 자료 자체가 부족하다고 할 수 있다. 하지만 동종요법이나 한의학과 같은 오래된 치료법들은 단순히 종교적인 믿음이나, 플라시보 효과와 같은 심리적 효과에만 기대어 살아남았다고 하기에는 너무 오랜 시간, 많은 증인들을 가지고 있지 않은가? 내 주변에도 오랜 시간 '동종요법'을 공부하고 연구한 의사들과 한의사들이 있다. 나는 간접적으로 그들로부터 많은 이야기를 들어왔다. 어떤 이들은 동종요법을 이용하여 자폐와 불안장애, 불면과 같은 심리 증상을 관리한다고 이야기했고, 어떤 이들은 암환자의 보조요법으로 활용하기도 하였으며, 어떤 이는 본인 아이의 감기와 아토피 같은 일상적인 질환에 동종요법을 활용하여 좋은 성과를 내고 있다고 이야기했다.

그리고 한 가지 확실한 것은 동종요법 약물이 비과학적이라고 비판 받는 이유이기도 하지만, 동종요법 약물은 그냥 물이라고 할 정도로 희석된 상태라 위험하지 않으며 비교적 저렴하다는 것이다. 이는 동종요법을 시도하는 것이 환자에게 큰 무리나 해가 되지 않는다는 이야기인데, 만일 상황이 이렇다면, 현대 의료체계 내에서 답을 구하지 못한 환자들이 '동종요법'과 같은 다른 대안을 찾아보는 것을 굳이 막아야만 하는 것일까?

'과학'을 하는 데 있어서 우리가 주의해야 할 점은, 과학은 어디까지나 현상을 설명하는 도구라는 점을 인식하는 것이다. 우리는 종종 현재의 과학이론에 지나치게 매몰되어서 실제 일어나고 있는 '현상'이라 하더라도, 현재의 과학이론에 모순되면 오히려

'현상'을 부정하고 '과학이론'을 긍정하려는 태도를 보이게 되는 경우가 많은 것 같다. 사실 이는 갈릴레이가 '지동설'을 주장할 때부터 과학계에 언제나 있어왔던 현상이다. 지구가 태양을 중심으로 돌고 있다는 현상을 관찰하고 주장하다가 당시 '천동설'을 믿던 종교계로부터 박해까지 받았던 갈릴레이의 경우처럼, 우리는 종종 기존의 과학이론을 수호하려고 실제 벌어지고 있는 '현상'조차 부정하는 경우가 많다.

'동종요법'과 같은 보완대체의학들은 '현상학적인 노력'만으로 살아남아 '치료적 현상'의 누적을 통해 생존하고 있다. 그 '현상'이 실제로 반복적으로 벌어지더라도, 현재 과학의 기준에서는 그 '현상' 자체가 부정되거나 검증조차 거부당하고 있지만 말이다. '동종요법'이 대단히 효과가 있다고 주장하려는 것이 아니다. 다만 우리가 '동종요법'에 대한 누적된 다양한 경험과 탐구적 노력을 한 것이 아니라면, 이것에 대한 판단을 일단 유보하자는 말이다. 학문은 계속해서 변하고 아직은 인류가 모르는 것들이 너무 많다. 사람들은 종종 그 시대의 규범을 마치 완성된 어떤 것처럼 대할 때가 있는데, 의학에 있어서는 특히 이런 접근은 지양해야 할 것이다. 왜냐하면, 이는 분명 당장 내 옆에서 신음하고 있는 누군가의 고통과도 관련되는 문제이기 때문이다.

한때는 그 시대의 사람들로부터 조롱을 받았던 갈릴레이가 나중에는 결국 옳았음이 역사를 통해 증명되었던 것처럼, 우리에게는 항상 당장 확신할 수 없는 문제에 대한 조심스러운 태도가 필요하다. 특히 의학에 있어서는 현대 의료 체계의 형성 과정이 분명 단순히 의학적인 가치 판단을 통해서만 이루어진 것이 아니기에 더욱 조심해야 할 필요가 있다. 그리고 이러한 이야기가 어찌 보면 '동종요법'이 궁극적으로 오늘날 우리들에게 해주고 있는 이야기일지도 모른다.

추방된 의학 2: 절충의학

동종요법 외에 '플렉스너 보고서'와 함께 사라진 19세기 유행하던 의학이 하나 더 있다. 바로 절충의학Ecletics이라 불린 약초를 주로 활용하던 자연요법이다. 절충의학파 계열 의과대학은 '동종요법'만큼이나 당시에 번성하여 1904년에 무려 1,000여 개에 달하였는데, '플렉스너 보고서' 직후 1913년에는 256개까지 줄어들고, 1939년 마지막 남은 신시내티 절충의학 대학Eclectic Medical Institute of Cincinnati이 문을 닫으면서 역사 속으로 사라졌다. 절충의학파 의사들 역시 한때는 19세기 면허 운동 과정에서 동종요법 의사들과 함께 '미국의사협회'AMA의 일원으로 들어가 정식 의사로 인정받을 정도로 지위를 획득했었다. 하지만 동종요법 의과대학들과 마찬가지로 '플렉스너 보고서'로 인해 의과대학 교육이 규격화되면서 점점 본래의 전통을 잃어버리고 사라지고 만 것이다.

절충의학은 일반적인 기초 생물학과 과학적인 의학을 중시하였지만, 그 치료에 있어서 사혈이나 수은과 같은 독성 물질을 사용하는 것을 반대하였다. 의과학을 중시했지만 치료에 있어서 자연의 약초와 인체의 자생력을 높이는 것을 선호하였던 의학이 절충의학이었던 것이다. 사실 이처럼 질병 치료에 약초를 활용하는 것은 동서양을 막론하고 전 세계 역사 속에서 늘 인류와 함께 해왔던 치료 방법들인데, 심지어 동물들도 병에 걸렸을 때 평소에 먹지 않던 약초를 먹거나 발라 스스로 치료한다는 것은 잘 알려진 사실이다.

예를 들어, 침팬지는 약 40여 종의 식물을 사용해 자가치료를 하는데 이들은 약초를 활용해 기생충과 바이러스, 박테리아를 스스로 치료한다고 한다. 또 고릴라는 가장 많은 종류의 약초를 쓰는 것으로 알려져 있는데 무려 59개과 118종의 약초를 사용한다. 코알라도 새끼가 태어나면 어미가 자기의 똥을 먹이는데, 이는 갓 태어난 새끼 코알라에게는 유칼립투스의 독성을 분해해줄 장내 미생물이 없어서 어미가 제 똥을 먹여 새끼에게 유칼립투스의 독성을 분해해줄 장내 미생물을 공급해주는 것이다. 또 아프리카의 코끼리는 임신 말기가 되면 특정한 나무의 잎과 줄기를 모조리 먹어 치운다고 하는데, 알고 보니 이 나무에는 분만을 촉

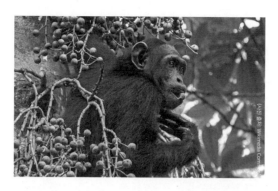

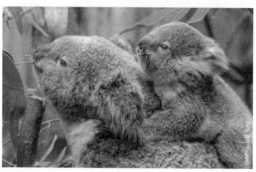

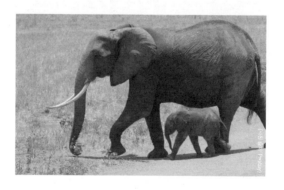

1960년대 초부터 침팬지가 평소에는 먹지 않는,
몹시 쓴 식물을 먹는 모습이 종종 목격됐다.
그 후로 연구가 진행되면서, 이것은 스스로 병을 치료하려는 행동으로 밝혀졌다.

진하는 성분이 있다고 한다.

이처럼 자연에도 질병의 치료제들이 있다는 사실은 어떻게 보면 인간을 포함한 모든 생명체가 본능적으로 알고 있는 원초적 지식이기도 하다. 미국에서 약초 의학의 기원은 사실 대부분 인디언 원주민들로부터 유래된 것들이 많았다. 개척기 시대의 미국인들은 일찍이 원주민들의 좋은 건강 상태와 그들의 남다른 의술을 보고 많은 관심을 가지고 기록을 남겼다. 1730년 미국을 다녀온 웨슬리라는 사람은 "미국의 원주민들은 질병이 거의 없었으며, 그들의 의술은 신속할 뿐만 아니라 대부분 치료가 잘 되었다"라고 기술하고 있다.

매터Cotton Mather라는 사람의 기록에서는 "원주민들이 여러 차례 정말 놀라운 치료를 행했다"라는 표현들을 찾아볼 수 있다. 당시 이러한 인디언들의 의학이 얼마나 뛰어났는지, 백인들 중 일부는 이러한 원주민들의 의술을 얻기 위해 따로 원주민과의 결혼을 장려하기까지 했다고 한다. 이처럼 당시의 인디언들의 약초 의학은 어느 정도 눈에 보이는 효과를 실제로 내고 있었음을 다양한 문헌 기록을 통해 짐작이 가능하다.

이렇듯 약초를 이용한 치료 행위는 전 세계 어떤 문명에서도 찾아볼 수 있는 것으로 역시나 전혀 효과를 내지 못해서 오늘날 현대 의학에서 활용하지 않게 된 것이라고 말하기 어렵다. 심지어 오늘날 활용하는 많은 현대 의학 약물 가운데에도 천연물에서 추출하거나 천연물을 활용하는 것들이 많이 있으니 말이다.

일단 대표적으로, 전 세계에서 가장 광범위하게 사용되는 약품 중 하나인 아스피린은 버드나무 껍질에서 추출하여 만들었고, 버드나무 껍질의 해열, 진통, 소염 효과는 기원전 3000년경 이집트의 파피루스에서부터 기록되어 있다. 그 밖에도 미국의 인디언들이 약초로 주로 활용하던 주목나무로부터는 탁솔Taxol이라는 유명한 항암제가 개발되었다. 중국의 투유유Tu Youyou 박사는 옛 중의학 서적의 문헌을 탐색해 개똥쑥으로부터 아르테미시닌Artemisinin이라는 말라리아 치료제를 추출하는 데 성공하여 2015년 노벨생리의학상을 수상한 적도 있다.

최근에는 아예 천연물 약초를 그대로 제품화하여 출시한 의약품 또한 굉장히 많이 이용되고 있다. 우리나라에서는 관절염에 많이 처방되는 '조인스정'(위령선 등), '레일라', '신바로'(가시오가피 등), 기관지염약 '시네츄라'(아이비엽 등), 위염약 '스티렌'(애엽), 혈액순환제 '기넥신'(은행잎), 소화불량증약 '모티리톤'(현호색 등)과 같은 약품들이 바로 대표적인 이런 천연물 의약품들에 해당한다. 이처럼 비록 약초를 중심으로 활용하던 절충의학의 전통은 사라졌지만, 현대 의학에서도 약초를 활용하는 방법이 완전히 사라지지는 않은 것이다.

그리고 이에 대해서는 '동종요법'에 대한 이야기처럼 복잡한 설명을 하지 않아도, 우리는 대부분 자연의 약초들을 잘 활용

하면 질병에 도움이 될 수 있다는 것을 본능적으로 알고 있을 것
이다. 그런데 어찌된 일인지 나름대로 과학성도 중시하고 이러한
약초를 치료에 활용했던 절충의학의 전통은 오늘날 주류 의학에
서 완전히 밀려나 사라진 것인데, 여기에는 분명 단순히 효과성
논란으로 설명할 수 없는 또다른 이유들이 존재한다.

과학화와 산업화로 밀려난
천연물의 의학적 활용

절충의학으로 대표되는 천연물의 의학적 활용이 오늘날 현대 의
학에서 많이 축소된 것은 크게 두 가지 이유로 대변할 수 있다. 하
나는 과학화의 문제이며 다른 하나는 산업화의 문제이다. 현대
의학은 분명 그 의학적 기조에 과학적으로 연구된 치료를 환자에
게 적용하는 것을 원칙으로 삼고 있다. 그리고 합성 의약품과 같
은 단일 성분의 물질들은 현재의 과학 수준에서 실험실 연구나
인체 적용 연구를 수행하기가 용이하지만, 그 자체로 미지의 물
질로 가득한 복합 물질인 천연물들은 이 과정에서 많은 제약이
생긴다.

천연물 속에는 너무 다양한 성분들이 들어 있어 이것들을 모
두 분석하는 것이 쉽지 않은 것이다. 심지어 그중에는 미지의 물

질들도 있고, 이들이 상호 작용을 어떻게 하는지까지 고려해야 하니 천연물을 과학화한다는 것은 정말로 쉬운 작업이 아니다. 게다가 천연물은 특성상 같은 식물이라도 생육 환경, 채취 시기, 보관·유통 등에 따라 성분이 제각각이고 규격화가 어렵다. 게다가 인체에 작용하는 기전까지 복합적이라 이 모든 것을 정확하게 분석하여 천연물에 대한 완벽한 과학적인 연구를 수행하기란 거의 불가능에 가까운 상황인 것이다. 그러다 보니 현대 의학적인 기조에서는 천연물은 오히려 과학적으로 완전히 밝혀지지 않은 위험한 물질이 되고 만다. 과학적으로 밝혀지지 않은 것을 의학적으로 활용하는 것은 그동안의 현대 의학에서는 거의 이루어지지 않는 일이었기에 오히려 현대 의학이 대두되면서 이러한 약초 등을 활용하는 전통 의료들이 축소된 것이다.

게다가 천연물들은 그 자체로 특허권을 얻는다거나 배타적인 상품 독점을 하기가 어렵다. 이는 결국 자본이 투자할 만한 요인이 적다는 것이며 산업적 가치가 약해 이미 산업화되어버린 현대 의료 체계에 관심을 받기 어렵다는 말이기도 하다. 심지어 현대 의학은 앞서 살펴본 대로 석유·화학 산업계와 연관되어 발달하였기에 천연물 의학은 이들 산업의 이익에 반하는 요소가 있기도 하다. 물론 그럼에도 불구하고, 최근에는 IT 기술의 발달로 빅데이터의 분석과 시스템 생물학System Biology, 오믹스Omics, 네트워크 약리학network pharmacology 등을 활용해 천연물과 같은 복합물의 연구가 점점 활발해지고 있는 추세이기는 하다. 하지만 이 역시도 어디까지나 산업적인 목표를 동시에 누리는 방향으로 이루어지고 있는 것이지, 과거와 같이 약초를 있는 그대로 의료에 활용하려고 시도되고 있는 경우는 거의 없다.

이처럼 동종요법이나 절충의학으로 대표되는 당시에 혼존하고 있던 나름의 의학들은 그 의학의 효과성이나 가능성 또는 대중성만의 문제로 평가하기에는 조금 더 복잡한 시대적인 상황과 '플렉스너 보고서'라는 결정적인 정리 작업을 통해 '의학'이란 분야에서 뒤편으로 물러나게 된 것이다. 그리고 이러한 동종요법, 절충의학 외에도 '현대 의학' 밖에서 크고 작은 질병과 사람들의 건강 문제에 접근하는 치료법과 의학 체계는 사실 세상에 무수히도 많다.

미국만 해도 이미 플렉스너 보고서가 쓰여지기 직전인 19세기말에 미주리주 시골의사였던 엔드류 스틸Andrew Still이라는 사람이 정골요법Osteopathy이라는 새로운 치료 체계를 창시하였었고, 이와 비슷하게 손을 쓰는 수기요법으로 카이로프랙틱 Chiropractic 역시도 존재해서 이 둘은 모두 미국에서 현재까지 독립된 면허체계를 유지하고 있다. 이외에도 약초 요법과 자연 치유의 전통을 이어받은 자연의학Naturopathy, 그리고 전 세계적으로는 한의학, 인도의 아유르베다Ayurveda와 같은 동양의학 등 세상에는 사실 정말 많은 의료 체계와 치료 집단이 아직까지도 존재하고 있는 것이다. 그리고 이러한 다양한 치료법들과 의료 체계는 대부분 앞서 서술했던 동종요법과 절충의학파가 겪었던 것과 같은 종류의 문제들을 '플렉스너 보고서' 이후 겪으면서 오늘날 주류 의학에서 밀려나 보완대체의학과 같은 제2의 의료 체계를 형성하고 있다.

이론 의학 중심의 현대 의료 체계

현대 의료 체계는 이처럼 '과학적인 의학'으로 대표되는 나름의 정체성을 가지고 여타의 의료 체계를 필연적으로 배척하며 발달해왔다. 그리고 이러한 '과학적인 의학'은 그 슬로건에서 볼 수 있듯이 다분히 학문적인 기준을 가지고 만들어진 의료 체계이다. 이에 따라 만일 의료를 크게 이론을 중시하는 '이론 의학'과 치료라는 현상적인 결과물을 우선하는 '임상 의학'으로 나눈다면[15], 현대 의학은 기본적으로 '임상 의학'보다는 '이론 의학'에 더 비중을 둔 의료 체계라고 할 수 있다. 즉, A라는 질병에 대해 B라는 치료를 통해 환자가 낫는다면 '임상 의학'적 관점에서는 'A라는 질병

---

[15] 사전적으로는 '이론 의학'을 의철학, 법의학 등의 사상적 범주로 보고, 의과학적인 이론은 '기초 의학'으로 따로 분리하기도 하지만 여기서는 이해를 쉽게 하기 위하여 임의로 '이론 의학' 정의를 기초 의학 범주에 가까운 개념으로 설정하였음을 양해를 구한다.

이 나왔다'는 경험적 결과가 가장 중요하지만, '이론 의학'적 관점에서는 '왜 나왔는가'라는 이론적 해석이 중요하다. 현대 의학은 이처럼 '왜 나왔는가'로 대표되는 과학적인 해석이 가능한 것들만을 의료의 범주에 넣고, 나머지 것들은 배제하는 방식으로 의료 체계를 형성하고 있는 것이다.

현대 의학이 이처럼 '이론 의학'을 중심으로 세워졌다는 것은 앞서 이야기한 현대 의료의 역사에서도 확인할 수 있는 대목이다. 현대 의학은 화학자였던 찰스 엘리엇Charles Eliot 하버드대학 총장이 의과대학 교육을 기초 과학 중심으로 재편하였던 것으로부터 시작해서 이러한 모델을 더욱 적극적으로 추진했던 존스 홉킨스 의과대학, 그리고 오슬러의 책을 읽고 과학적인 의학에 매료되었던 게이츠와 존스 홉킨스를 모델로 삼았던 '플렉스너 보고서'까지 대부분 기초 의학자나 연구자들을 중심으로 만들어졌다. 즉, 직접 환자를 진료하고 질병을 치료하는 임상 의사들이 아닌 의학 이론을 공부하는 사람들이 중심이 돼서 의료 체계를 형성했다는 것이다. 이는 이미 현대 의학 자체의 역사 속에서도 비판 받아왔던 내용인데, '플렉스너 보고서' 이후 현대 의료 시스템이 탄생할 당시에도 비글로Henry Bigelow나 베번과 같은 당시 임상 의사들은 현대 의료 체계가 지나치게 실험실 의학을 강조하고 임상 의학을 소홀히 하고 있다는 비판을 한 적이 있다.

의학의 목적은 무엇인가

여기서 이 논란을 다시 상기시키는 이유는, 의학은 궁극적으로 '질병의 치료'라는 명확한 임상적인 목표를 가지고 이 세상에 존재한다는 것을 잊어서는 안 되기 때문이다. 우리는 보통 어떠한 목표에 도달하고자 노력할 때 특정한 과정을 거치면서 때로는 그 과정 자체에 너무 집착하다가 목표마저 잃어버리는 경우가 생긴다. 이렇게 목적지가 달라지면 어느 순간부터는 열심히 노력하면 할수록 원래 목표로 했던 목적지로부터 점점 더 멀어지기도 한다. 따라서 목표에 도달하기 위해 중요한 것은 속도가 아니라 방향이다.

의학에서도 '이론'은 결국은 '질병의 치료'라는 궁극적인 목적지에 더 잘 도달하기 위한 수단에 불과한데, 이를 잃고 '이론'

그림 2-2 **원하는 목표로 가기 위한 방향의 중요성**

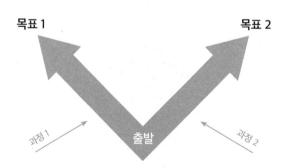

그림 2-3 의학의 올바른 방향성

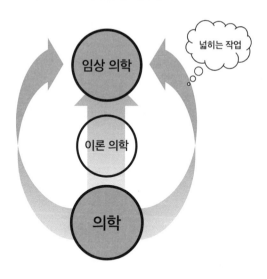

그림 2-4 현대 의학의 본말전도 현상:
현재의 '이론 의학'적 기준을 통과해야만 '임상 의학'으로 인정받는다.

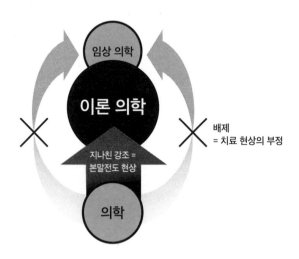

그 자체를 목적지로 설정해버리면 문제가 발생하는 것이다. 즉, 의학이 궁극적으로 추구해야 할 방향성은 '임상 의학'이며, '이론 의학'은 그 중간 과정으로서의 역할을 해야 의학이 정말 올바르게 발전할 수 있다는 말이다.

하지만 현대 의학은 앞서 계속해서 살펴보았듯이 분명 '이론 의학'을 중심으로 발달하였고, 많은 '임상 의학'적 경험들을 배제해왔는데, 어쩌면 이 과정에서 오늘날 현대 의료 체계가 질병을 다루는 데 있어서 '이론'과 '기술'은 점점 발달하는데, 현상적인 질병의 상황은 점점 더 악화되는 결과를 맞이하게 된 것인지도 모른다. 즉, 본말本末이 전도顚倒된 상황일 수도 있다는 것이다.

이론 의학의 한계

이에 대해 일반적인 현대 의학을 지지하는 의사들은 결국 '이론 의학'을 추구하다 보면 '임상 의학'은 자연히 따라오게 되어 있다고 반문할 수도 있을 것이다. 하지만 이는 너무 안일한 생각이다. 일단 앞서 살펴보았듯이 의학의 이론화 작업, 즉 과학화에는 엄청나게 많은 자금이 필요하고 이에 따라 '이론 의학'은 필연적으로 자본 의존적인 의학 형태가 되기 쉽다는 것을 생각해야 한다.

자본은 기본적으로 자신에게 이득이 되지 않는 일에는 크게 돈을 투자하지 않는다. 결국 '이론 의학' 중심의 의료 체계는 기본적으로 자본에게 이득이 되는, 자본의 선택적 지원을 받은 의학만을 '정규 의학'으로 인정하는 시스템이 되기 쉬운 것인데, 이 과정에서 인류의 수많은 의학적 경험들을 '의학'에서 배제시킬 수 있다. 그리고 이게 바로 오늘날의 현대 의료 체계의 진짜 현실인지도 모르고 말이다.

우리나라의 경우, 어떤 이들은 한의학도 오늘날 현대 의학처럼 철저하게 임상 시험을 거쳐서 '이론 의학'적 과정을 통과해야 한다는 주장을 하는 경우가 있다. 이 문제도 결국은 '의학' 그 자체의 문제라기보다는 '자본'과 관련되어 있는 문제라고 할 수 있다. 보통 의약품의 임상 시험은 그 안정성과 효과성을 입증하는 데 총 4단계의 임상 시험(4상)을 거치는데, 10년 전 자료에서도 이러한 임상 시험 중 3상까지 완료하는 데 드는 비용만 해도 평균 최소 1,300억원 정도가 소요되는 것으로 보고되고 있다(참고로 의약품 하나를 개발하는데 드는 총 비용은 거의 1조원에 가깝다). 그리고 꽤나 최근인 2019년에 발표된 우리나라 정부의 1년 한의약 분야 R&D 예산 전체가 1,100억원대이다. 이대로 간다면, 정부의 1년 한의약 분야 R&D 예산을 총동원해도 한의계에서는 고작 1건의 임상 시험을 겨우 수행하든가 아니면 그마저도 재원財源 부족으로 포기해야 한다.

게다가 우리나라의 경우는 한의학계에서 이렇게 어렵게 임상 시험을 통과한 전통 처방을 출시한다고 하더라도, 일단 법적으로 임상 시험을 통과하면 '천연물 의약품'에 해당하게 되어 한의계에서는 더 이상 해당 의약품을 쓸 수 없고, 오직 현대 의학계에서만 활용할 수 있는 의약품이 되어버리고 만다. 사실상 한의학계 스스로도 자본을 투자해 임상 시험을 진행할 투자 동력이 없는 것이다.[16]

이처럼 한의학과 같은 대부분의 보완대체의학들은 기본적으로 '이론 의학'을 정립하는 데 필요한 자본의 지원 문제를 겪고 있다. 엎친 데 덮친 격으로 대부분의 이런 의학들은 과학화에 성공한다고 하더라도 그 상품성과 시장성 확보에 어려움이 있는 경우가 많고, 투자한 주체에게 실익이 없는 경우가 대부분이다. 앞서 설명한 대로 많은 보완대체의학들의 치료법은 이미 자연에 있는 것들이라 특허권이 없다거나 시술자 의존적이라 산업계 주도로 의료를 끌고 나가기 어려운 측면이 있다. 따라서 '이론 의학' 중심의 의료 체계에서는 인류가 자연에서 경험적으로 획득한 많은 '임상 의학'적 노하우들이 배제될 위험이 있는 것이다.

이처럼 '이론 의학'의 지위는 사실 그래서 우리가 생각하는 것보다 훨씬 더 자본 의존적이다. 그리고 결국 '이론 의학' 중심의 의료 체계는 자본의 이득이 되는 방향으로 흐를 수밖에 없다. 이

---

16 한의약 제제는 제약화에 성공한다고 하더라도 국내 의약업계의 허가제도 및 관행이 모두 합성 의약품 기준으로 형성되어 있어 실제 의약품으로 출시되기가 어렵다고 한다.

게 바로 오늘날 우리들의 의료 현실 그 자체인 것이다. 의료 산업은 점점 더 호황을 누리지만 질병의 부담은 점점 더 가중된다. 어떻게 해서든 자본에게 이득이 되는 방향으로 전체 의료 시스템이 움직이고 있기 때문이다.

또한 '이론 의학' 중심의 의학은 한 가지 더 문제점을 지니고 있는데, 바로 이론이 되는 '과학'과 이것을 정립하는 인간이란 존재 자체가 한계를 지니고 있다는 것이다. 현대 과학이 아무리 눈부시게 발전한 것처럼 보여도 인간이 완전한 존재가 아닌 이상 인간은 신과 같이 모든 것을 완벽하게 이해할 수는 없고, 이런 인간이 만든 과학은 늘 어느 선에서 한계를 가질 수밖에 없다. 하지만 이러한 한계를 인정하지 않고 의학을 당시의 '과학'이라는 이론 틀 안에 가둬두게 되면, 결국 우리는 연구를 통해 밝혀진 것 이상의 인류의 모든 경험적 지혜를 폐기하게 된다. 마치 연구를 통해 밝혀진 사과 속의 특정 성분은 먹을 수 있지만, 정작 오랫동안 인류가 먹어온 사과 자체는 아직도 그 속에 미지의 성분과 연구되지 않은 것들이 많다는 이유로 먹어서는 안된다는 이야기를 하게 되는 것처럼 말이다. '이론 의학'을 추구하다가 '임상 의학'적 경험들을 배제하는 상황은 사실 이런 본말전도本末顚倒의 상황이라 할 수 있다.

게다가 과학 연구는 그 연구를 수행하는 과학자들도 사람인지라 완전히 가치 중립적일 수는 없다는 것이 또 문제이다. 과학

168

자들은 많은 경우 그 시대의 과학으로 쉽게 답을 찾을 수 있는 것들을 위주로 연구 주제를 선정한다. 그렇게 하는 것이 과학자로서 빠르게 성과를 올리는 길이기 때문이다. 그리고 이런 과학자들의 태도는 필연적으로 '이론 의학'의 발전에 편향을 야기한다. 즉, 과학 연구 문제에서 과학자의 선택이라는 또다른 변수가 있다는 것이다. 과학자들 입장에서도 연구를 진행할 때 까다로운 복합 성분의 천연물이나 자연 요법과 같은 주제들보다는 단일 성분의 합성 의약품과 같은 연구 주제들이 훨씬 매력적일 수밖에 없다.[17] 이러한 연구들은 자본의 후원을 받기도 용이하고, 연구 자체도 쉬울 뿐더러 성과를 내기도 좋기 때문이다. 따라서 연구는 항상 특정 분야로 쏠리기 쉽고 의학의 방향도 과학자들이 많이 연구를 진행하는 쪽으로 편향이 생기게 된다. '이론 의학' 중심의 현대 의료 체계는 그래서 겉으로는 가치 중립적인 '과학'을 표방하지만, 실상은 필연적으로 편향이 생길 수밖에 없는 구조인 것이다.

이처럼 언뜻 생각해도 단지 의학을 '이론 의학'적으로 발전시킨다고 반드시 임상적으로 가장 좋은 형태의 의료 체계가 만들어지는 것이 아니라는 것을 알 수 있다. 즉, '과학'(이론)은 항상 어디까지나 수단일 뿐, 목적 그 자체가 될 수는 없는 것이다.

---

17   천연물 연구는 복잡계 과학과 빅데이터 처리 기술, 시스템 생물학System Biology 등이 발달한 오늘날까지도 완전하지 않은 어려운 분야로 남아 있다.

벌어지고 있는 현상을
부정하지 마라

과학은 항상 '현상'을 우선적으로 관찰해야 하며 '이론'이 먼저가 되어서는 안된다. 말하자면 알려지지 않은 현상을 관찰했을 때, 현행 과학 이론에 부합하지 않는다 하더라도 현상 자체를 부정하려 해서는 안 된다는 것이다. 즉, 공기가 과학적으로 발견되기 이전이라고 공기의 존재 자체를 부정한다거나, 세균이 발견되기 이전이라고 세균에 의한 감염이라는 현상 자체를 부정해서는 안 된다는 것이다.

하지만 과학은 종종 기존의 이론을 지키기 위해 실제 일어나고 있는 현상 자체를 부정하는 모습을 보여왔다. 코페르니쿠스가 처음 지동설을 주장하였을 때도 과학자들은 기존의 천동설을 옹호하며 오히려 보조가설을 세워 천동설을 보완하고 지동설을 반박하려 하였었다. 갈릴레이는 이러한 지동설을 옹호하다가 종교 재판에 회부되어 하마터면 목숨을 잃을 뻔했다. 심지어 이런 일들은 오늘날의 과학계에서도 흔히 벌어지고 있다. 캠브리지 대학의 대학원생이었던 조셀린 벨 버넬Jocelyn Bell Brunell은 처음 중성자별을 발견했을 때 기존 천문학계와 지도교수를 비롯한 기성 과학자들에게 엄청난 비난을 받았다. 의학계에서도 1971년 암세포의 '신생혈관생성이론'Angiogenesis을 발표한 하버드 의대 주다 포

크만Judah Folkman 박사는 초기에 대부분의 의사와 과학자들로부터 격렬한 반대와 조롱을 당하고 심지어 예일대학의 한 교수로부터는 미치광이 사기꾼이라는 소리까지 들었다. 물론 현재는 중성자별은 천문학계의 기정 사실이 되었고, 암세포의 신생혈관생성은 항암 치료의 중요한 타겟이 되었다.

그래서 의학에서도 이런 실수를 하지 않으려면, 우리는 '치료적 현상'을 부정해서는 안 되며, '환자가 낫는다'라고 하는 임상적 경험을 무시해서는 안 되는 것이다. 즉, '임상 의학'을 중심으로 '이론 의학'은 어디까지나 이러한 임상적 발견들을 설명하는 방식으로 활용되어야 한다는 의미이다. 이는 한마디로 귀납적으로 이루어지는 진리 탐구 방식으로, 현재 한정된 자원으로 우리가 의학을 이끌어 나가는 데에도 좀 더 효율적인 접근 방식이 될 수 있다.

세상에는 수많은 사람들이 오늘도 '현대 의학' 밖에 있는 다른 방식들로 자신들의 질병을 치료하는 일들이 벌어지고 있다. 여기에는 현대 의학에서 그동안 소홀히 다루었던 생활 환경, 습관, 영양 등의 문제부터 각종 보완대체요법까지 다양한 '임상 의학'적 경험들이 존재하고 있다. 이들은 모두 당장 '이론 의학'적 지위는 누리고 있지 못할지 몰라도, 어딘가에서 분명 현상적으로 '임상 의학'적 가치를 증명하며 존재하고 있는 것이다.

사람들은 현대 의학이 이러한 다양한 의학적 경험들을 인정

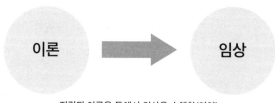

그림 2-5 이론 중심 의학 모델

정립된 이론을 통해서 임상을 수행함(연역)

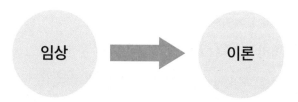

그림 2-6 임상 중심 의학 모델

유효한 임상적 결과물을 통해 정리하고 연구하여 이론을 정립함(귀납)

하든 인정하지 않든, 결국 현대 의학이 자신들의 질병에 대한 만족할 만한 해답을 제시해주지 못한다면, 언제든지 과감하게 다른 방법들을 찾아 나설 준비가 되어있다. 따라서 어떻게 보면 우리가 해야 할 일은, 이럴 때 더 강력하게 '이론 의학'을 주장하며 무작정 사람들을 통제하려고 하는 것이 아니라, 이처럼 세상에 존재하는 수많은 '임상 의학'적 경험들을 인정하고 그 중에 사람들이 좀 더 안전하게 활용할 수 있는 것들을 선별하여 이에 대한 안전 장치를 마련해주는 것일 수도 있다. 그리고 나아가 더욱 더 이러한 '임상 의학'적 가치들이 각 사람의 상황에 따라 가장 지혜롭게 잘 활용될 수 있도록 제대로 된 정리 작업이 필요하기도 하다.

계속해서 이야기하지만 결국 현대 의료 체계에 들어오지 못한 질병과 건강에 관여하는 많은 자원들은 단지 그 가치가 떨어진다거나 과학적이지 않다거나 실제로 유효한 결과물을 만들지 못해서 제외된 것들만 있는 것이 아니다. 이들은 대부분 사회의 흐름을 타지 못했다거나 과학화를 추진할 동력이 없다거나 현재의 과학으로 접근하기에는 한계가 있는 현상이라든가 하는 또다른 사회적 이유로 의학의 주변에서 외면된 것이다.

의학이 이를 부정하고 계속해서 '이론 의학'적으로 사람들을 통제하려고만 한다면, 의학은 단지 '이론'과 '임상'의 본말이 전도된 것이 아니라, 사람을 위해 존재해야 하는 의학이 오히려 의학을 위해 사람이 존재하기를 주장하는 꼴이 된다. 이런 맹목적인 의학은 도대체 누구를 위한 것인가? 우리는 늘 역사 속에서 우리가 하고 있는 의학이 어떻게 기억될 것인지를 생각해봐야 한다. 항상 의료는 그 당시에는 마치 최선의 의료를 하고 있는 것처럼 착각하지만, 시간이 흐르면 부끄러운 과거로 기억되는 경우가 많지 않은가.

환자들은 이미
정답을 알고 있다

우리는 그렇게 항상 한 시대의 의학이 그 자체로 완전하지 않았고, 계속해서 변화 발전해왔다는 것을 생각해야 한다. 그리고 아무리 한 시대의 의학이 잘못된 방향을 선택했더라도, 결국 모든 사람은 궁극적으로 질병으로부터 자유롭기를 꿈꾸기에 인류는 늘 의학의 방향을 과거보다 나은 쪽으로 개선하기 위해 노력해왔다는 것도 기억해야 한다. 이에 만일 현재의 의학이 정말 완전하지 않다면, 결국 의학은 다시 역사를 통해 바른 방향으로 진보해 나가게 될 것이다. 다만 그 과정까지 우리는 얼마나 더 많은 시행착오를 겪을 것이며, 얼마나 더 오랜 시간이 필요할 것인지가 문제인 것인데, 이에 대한 해답은 결국 '이론가'나 '의료인'들보다도 '환자들' 자체에 있다고 할 수 있다.

환자가 가지고 있는 순수한 욕망은 오직 '질병이 낫는 것'과 '다시는 그러한 질병에 걸리지 않는 것', 결국은 '질병으로부터 해방된 삶' 그 자체인데, 이는 아주 분명하게 임상 의학적인 방향성을 목표로 가리키고 있다. 즉, 과학적으로 어떻다거나 통계적으로 어떻다거나 하는 이야기는 모두 환자들에게 그다지 중요한 이야기가 아닐 수도 있다는 것이다.

물론 그렇다고 '이론'은 불필요하다거나 하는 과격한 주장을 하는 것이 아니라, 이론은 다만 이 과정 중에 오류를 줄이거나 지식을 전달하는 중요한 도구로써의 역할을 할 뿐이라는 것을 잊지 말아야 한다는 이야기를 하고 싶은 것이다. 의학은 결국 '이론 의학'이라는 나침반을 가지고 '임상 의학'이라는 목적지를 향해 나아가는 작업이다.

환자들이 가지고 있는 순수한 욕망, "어떻게 하면 나을 수 있을까", "어떻게 하면 다시는 그러한 질병에 걸리지 않을까", "어떻게 하면 나의 사랑하는 사람들이 질병에 대한 공포 없이 건강하게 살 수 있을까", 이러한 질문들은 그런 의미에서 우리에게 아주 훌륭한 나침반이며, 의학의 선생님이다. 결국 이런 질문들을 중심으로 다시 생각하다 보면 우리의 의학은 아마도 더 빨리 올바른 방향으로 나아갈 수 있게 될지도 모른다. 그리고 이 질문들은 오늘날 이론가들을 중심으로 만들어진 우리의 현대 의료 체계에게 이미 오래전부터 던져진 아주 중요한 물음일 수도 있다.

과학에서 패러다임의 전환이 어려운 이유

유명한 과학 철학자 토마스 쿤의 저서 《과학 혁명의 구조》에 의하면, 많은 경우 한 시대를 살아가는 사람들과 과학자들은 그 시대의 과학적 성공 사례들에 지나치게 감격한 나머지 해당 시대의 과학을 그 자체로 완벽한 것처럼 간주하기 쉽다고 한다. 이에 따라 과학자들은 기존 과학에 대한 비판과 혁신을 추구하기보다는 되도록 보수적인 시각에서 현 시대의 패러다임을 옹호하고, 틀을 깨고 새로운 지식을 추구하기를 꺼리게 된다. 이로 인해 통상적으로 과학이라 불리는 활동은 알려진 바와 같이 '기존의 틀을 깨고 새로운 진리를 밝히는 작업'이라기보다는 오히려 이미 수립된 성취를 토대로 기존의 패러다임을 더욱 공고히 하거나 이미 확보된 영역을 넓히는 작업 정도로 진행되는 경우가 대부분인 것이다. 즉, 패러다임을 흔드는 혁신적인 발견은 과학에서 생각보다 자주 일어나지 않는다.

쿤에 의하면 과학자들은 결국 자신들의 의지와 무관하게 어려서부터 특정 패러다임 속에서 성장하고 교육을 받으며, 그 시대의 가치와 규범을 뿌리 깊게 새기고 있는 사람들일 뿐이라고 한다. 그리고 패러다임은 마치 언어와 같아서 언어학자가 아닌 한 자신의 언어를 분리해서 관찰할 수 없듯이, 과학자들도 자신이 속한 패러다임을 내부에서는 의식하기조차 어렵고 그 패러다임이라는 틀을 쉽게 거부하거나 벗어나기 어렵다고 한다. 이러한 현상은 심지어 패러다임이 비논리적이고 비합리적이라고 느껴질 때조차도 발생해서, 특히 기존 패러다임이 과거에 어떤 문제에 대한 일정한 성공을 거둔 적이 있다면, 설령 해당 패러다임이 현실에서 여러 가지 문제점을 가진 것으로 밝혀진다 하더라도 과학자들은 이러한 문제 또한 시간이 지나면 기존의 패러다임이 성공적으로 해결할 것이라 믿고 자신의 이론을 쉽게 포기하지 않는다고 한다.

쿤은 과학자들이 자기 분야의 기본 전제나 이론에 대한 집착이 워낙

강해서 누가 봐도 오류가 분명한 상황에서조차도 포기하지 않고 기존 이론을 구해내기 위해 온갖 노력을 기울인다고 하였다. 이러한 과학자들의 행동을 쿤은 '현상을 구한다' Save the phenomenon라고 표현하였다. 마치 '지동설'이 기존에 해결 못하던 천문 현상을 너무 쉽게 설명하자, '천동설' 학자들이 온갖 복잡한 보조 가설을 세워 천동설을 지키려고 노력한 것처럼 말이다.

쿤은 따라서 몇몇 일탈 사례를 가지고 기존의 패러다임에 함부로 문제를 제기하면 그 시대의 과학자들로부터 공격을 받을 수 있다고 이야기했다. 갈릴레이가 '지동설'을 주장하다가 종교 재판까지 받게 된 것이 바로 이런 상황일 것이다. 하지만 이러한 일탈 사례가 점점 더 많이 쌓인다거나, 새로운 패러다임이 기존의 패러다임에 비교적 큰 수정을 요하는 것이 아니라면 새로운 주장은 받아들여지기가 좀 더 유리해지는데, 이로 인해 과학의 진보는 대부분 아주 혁신적이라기보다는 기존의 방법론 안에서 추가적인 발견이 진행되는 정도로 서서히 진행되는 경우가 많은 것이다.

그리고 이러한 내용은 결국 오늘날 의료의 문제에도 그대로 적용된다. 이에 따라, 이 책에서 이야기하듯이 '이론 의학'이 아닌 '임상 의학' 중심으로 의료 시스템을 재편한다거나, 기존의 현대 의학적으로는 잘 이해가 가지 않는 보완대체의학의 영역까지 그 경험적 가치를 인정하고 의학의 한 부류로 연구하고 활용해야 한다는 것은 다소 패러다임의 큰 전환을 요구하기에 당장 쉽게 이루어질 수 있는 변화는 아닐 것이다.

하지만 모든 인간이 질병으로부터 해방되고자 하는 욕망이 있는 한, 언젠가 의학은 결국 또 한번의 큰 패러다임의 전환을 맞이하지 않겠는가? 그리고 그때가 되면, 나는 아마도 분명 의학이 좀 더 '임상 의학'적인 가치를 중시하고, 좀 더 포괄적이고 근본적인 방식으로 질병을 다루게 될 것이라고 굳게 믿고 있다.

"사람들이 교육받지 못한 것이
문제가 아닙니다.
오히려 문제는 사람들이
자신이 배운 것을
믿을 만큼만 교육받고,
자신들이 배운 것으로부터
의문을 품을 만큼은 충분히
교육받지 못한다는 것입니다."

— 리처드 파인만(Richard Phillips Feynman, 1918~1988)

의료인의 현실: 성찰하지 않는 엘리트는 문제를 심화시킨다

의료의 문제는
의료인들에게도 책임이 있다

살의, 최악의 의료인

살아가면서 한번이라도 의료인이 가져서는 안 되는 최악의 태도, 또는 말 그대로 '최악의 의료인'에 대해 들어본 적이 있는가? 우리는 흔히 훌륭한 의료인의 자질, 즉, '환자를 측은히 여기고, 최선을 다해 진료해야 한다'는 등의 덕목에 관한 이야기는 들어보았을지 몰라도, 의료인들에 대한 특별한 주의 사항이나 경계해야 할 태도와 같은 이야기는 들어본 적이 많지 않을 것이다. 이는 의료인들 역시 마찬가지라고 생각된다. 의료인들 또한 일반적으로 자신에게 주어진 일을 최선을 다해 수행하는 것 이상으로 특별히 자신이 주의해야 할 것이 있거나 직업인으로서 또다른 의무가 있다고 생각하는 경우는 드물다.

하지만 일찍이 조선 시대 의학에 조예가 깊었던 '세조'는 '최악의 의료인', 말 그대로 의료인으로서 가장 경계해야 할 의료인의 모습에 대한 특별한 이야기를 남겼다. 세조는 손수 집필한《의약론醫藥論》에서 '팔종지의'八種之醫라 하여 의사를 8가지 모습으로 분류하였고, 심의心醫, 식의食醫[1]와 같은 좋은 의료인의 모습과 대별하여 가장 나쁜 의료인으로 살의殺醫라고 명명된 의료인이 존재한다고 이야기했다. 여기서 심의心醫란 '사람의 마음까지 치료하는 의사'라고 할 수 있고, 식의食醫란 '음식으로 치료하는 의사', 그리고 살의殺醫란 한자의 '죽일 살'殺자에서 느껴지듯이 가장 나쁜 의료인의 형태로《조선왕조실록》에 아래와 같이 기록되어 있다.

"'살의'라는 것은 조금 총명한 점이 있어서 스스로 의술醫術이 넉넉하다고 생각하나, 세상의 일을 겪어보지 못하여 인도人道와 천도天道에 통달하지 못하며, 병자를 측은하게 여기는 마음도 일찍이 가진 적이 없어서 병에 이기기를 좋아하는 뜻만 굳게 지키면서 동쪽을 가지고 서쪽을 꺾으며, 말을 먼저 하고 난 뒤에야 마음에 구求하는데, 구하여도 얻지 못하면 억지로 부회附會하

---

1   심의心醫: 사람의 마음을 치료하는 의사, 식의食醫: 음식으로 사람을 치료하는 의사. 이외에도 세조는 약으로 대표되는 의료 기술을 통해서만 질병을 치료하려고 하는 의사는 약의藥醫라고 표현하며 다소 비판적으로 서술하였다.

지만 그 의리義理에 합당치 않으니, 어찌 아는 사람에게 부끄럽지 않겠는가?

아직도 미혹한 사람에게는 자랑을 하며, 거만하여 신인神人을 소홀히 여기어 종종 직업에 미혹한 짓을 범하니, 지금 당장 나타난 재액災厄은 없다고 할지라도 어느 때에 그 행동을 고치겠는가? 이것을 '살의'라고 하는 것이다. '살의'라는 것은 어리석은 사람이 아니라, 스스로를 옳다고 여기고 다른 사람을 그르다고 여기어 능멸하고 거만하게 구는 무리이다. 최하의 쓸모 없는 사람이니, 마땅히 자기 한 몸은 죽을지언정 다른 사람은 죽이지 말아야 할 것이다."

-《세조실록》31권, 세조 9년 12월 27일 신해 2번째 기사-

이처럼 세조가 강조한 가장 나쁜 의료인의 모습인 '살의'는 단순히 실력이 없거나 자신의 임무를 최선을 다해 수행하지 않는 의료인을 지칭하는 것이 아니었다. 아니 어쩌면 오히려 '살의'는 일반적인 의료인들보다 좀 더 재주가 있거나 실력이 있는 사람이 될 수도 있는데, 다만 차이점은 그들이 매우 교만하다는 것이었다. 아니 도대체 '교만'이 뭐가 그토록 문제가 되길래 세조는 이처럼 '사람을 죽이는 의사'라는 뜻의 '살의'라는 표현까지 써가며 이들을 최하의 쓸모 없는 의료인이라고 이야기한 것일까?

우리는 이 장에서 현대 의료의 문제와 그 속에 존재하는 '의료인들의 문제'를 살펴보며, 이러한 세조의 경계를 이해하는 시간을 가질 것이다. 더불어 오늘날에도 세조가 경계한 '살의'의 모습이 많은 의료인들의 모습 속에 존재할 수 있다는 사실도 알게 될 것이다. '살의'의 모습은 사실 나에게도 있고, 의료인이라면 누구나 조금씩 가지고 있을 수 있는 문제이다. 주어진 업무를 충실히 수행하는, 겉으로 보기에는 너무나 평범한 의료인 그 누구도 언제든지 '살의'가 될 수 있다.

의료인은 왜 '생각'해야 하는가

만일 의료가 그 자체로 완전히 이상적인 상태로 존재한다면 사실 이러한 모든 논의는 무의미하다. 의료 체계 자체가 완전하다면 당연히 그 체계를 가장 잘 따르고 주어진 임무를 성실히 수행하는 의료인이 가장 이상적인 의료인이기 때문이다. '교만'이라든가 어떤 의료인의 인문학적인 소양 같은 것은 중요한 문제가 아닌 것이다. 하지만 문제는 의료의 현실이 그렇지 않다는 것이다. 의료는 항상 각 시대마다 조금씩 문제와 한계를 가지고 있었고, 언제나 역사 속에서 그 부족분을 수정해가며 조금씩 발전해왔다. 즉, 한 시대의 의료라는 것은 항상 그 자체로는 완전할 수 없고, 다만 완전을 향해 나아가는 하나의 과정일 뿐이다. 이는 오늘날의 의료도 마찬가지이다.

전 세계의 의학 연구를 검토하는 단체인 '코크란'Cochrane 의 창립자 중 한 사람인 이안 차머스Iain Chalmers 와 '근거중심의학'EBM 연구자 폴 글라스지오Paul Glasziou 그리고 스탠포드 의과대학의 존 이오아니디스John Ioannidis 등은 이미 현대 의학의 기반이 되는 '의학 연구마저도 많은 문제점을 가지고 있다'고 여러 차례 그들의 분석 연구를 통해 지적한 바 있다. 즉, 과학을 기반으로 하는 현대 의료 체계가 완전하지 않다는 것이다.

잘 알려지지 않은 현대 의학 연구의 문제점들

1. 불리한 부작용이나 실망스러운 연구 결과는 출판에서 누락되거나 과소 보고 즉, 실제보다 적게 보고되고 있다.

2. 임상 연구에서는 비약물 치료와 같이 환자들의 요구가 강한 분야나 임상 의사들이 당장 알아야 할 분야보다는 주로 약품과 같이 관련 업계의 이익을 대변하는 연구가 우선하여 진행된다.

3. 제약회사와 같이 특정 사업체에서 투자한 임상 연구는 상업적 동기를 가지고 있기 때문에 결과가 왜곡될 수 있다.

4. 연구 산업 자체에 있어서도 광고, 출판, 재인쇄 등의 저널 출판이 큰 산업으로 발전하여, 단지 유명한 저널에 연구를 발표하려는 야망으로 연구가 진행될 수 있다.

5. 상업적 이익이 배제된 정부 투자의 공공 연구들은 중요한 역할을 하지만, 일반적으로 정책 기한인 4~5년 이내의 짧은 기간 연구로 제한되며, 결국은 연구가 행정가들 손에 달려있다.

6. 과학자들 역시 이상적으로 행동하는 것이 아니라 자신에게 유리한 방식으로 연구를 진행하며, 부정적인 사실을 보고하는 데 힘을 들이기보다는 흥미를 끌 수 있는 연구를 위주로 찾아 나선다. 과학자들은 연구 자금을 확보하기 유리하고, 유명 저널에 실릴 수 있으며, 단기간에 성공할 수 있는 연구를 선호하며, 신중하고 오랜 시간 견고한 노력을 요하는 실질적인 연구를 선호하지 않는다. 또한 학계는 연구 부정 행위를 조사하고 처리할 수 있는 신뢰할 수 있는 메커니즘을 가지고 있지 않다.

7. 동료 평가 역시 이러한 평가에 지원되는 자금 수준에 따라 영향을 받는다. 평가에 참여하는 사람들은 이러한 시스템 안에서 권위를 가지고 살아남은 내부자들이기에, 결국 과학은 기존 시스템에 도전하기보다는 시스템과 함께 일하거나 시스템 내부로 들어가는 방식을 택하게 된다.

8. '동물 실험'을 비롯한 대부분의 연구들이 다시 똑같은 실험을 했을 때 같은 결과가 나오는 '재현성'이 부족하다.

9. 무작위 대조군 시험RCT 역시도 실제 시행된 연구의 절반 정도만이 대중에게 공개되고, 공개된 출판물의 발표 결과 역시도 연구자들이 연구하기로 하였던 연구 결과의 약 절반 정도만이 보고되고 있으며, 발표된 결과의 절반 또는 그 이상이 부적절하게 해석되고 연구 후원자에게 영향을 받고 있어, 결국 이러한 왜곡 값을 모두 계산하면 무작위 대조군 시험에서도 신뢰할 수 있는 증거가 극히 일부에 불과하다.

위의 내용은 2005년 발표된 존 이오아니디스John Ioannidis의 논문과 2009년과 2014년《란셋Lancet》저널에 발표된 이안 차머스Iain Chalmers와 폴 글라스지오Paul Glasziou의 연구 논문의 핵심을 정리한 것이다. 보다시피 현대 의료 체계는 이미 그 근간이 되는 '의학 연구'에서부터 완전히 이상적이지만은 않다.

내가 여기서 또다시 '의학 연구'의 문제를 사례로 가져온 이유는, 이런 상황에서 아무리 똑똑한 의사가 성실하게 주어진 연구를 수행한다고 한들 의학은 그 자체의 모순으로부터 벗어나기 힘들지 않겠느냐는 것을 말하고 싶어서이다. 즉, 한 시대의 의료 체계가 완전하지 않은 이상 그 체계에 잘 순응한 성실한 엘리트들만의 노력으로는 의료의 문제가 완전히 해결되지 않는다. 실제로 이안 차머스와 폴 글라스지오에 따르면 이렇게 크고 작은 문제를 가진 의학 연구는 전체의 무려 85%나 된다고 한다. 그리고 이를 수치화하면 대략 당시(2010년) 기준 2,000억 달러에 해당하는 연구 투자가 왜곡된 의학 연구에 낭비되었다고 할 수 있는데, 2,000억 달러는 쿠웨이트와 헝가리와 같은 나라의 GDP에 해당하는 금액이다.

이러한 모습은 마치 1장에서 제시한 오늘날의 질병 현실과도 닮아 있지 않은가? 의료 산업은 화려하게 발전하고 있는데, 질병의 문제는 점점 더 심화되는 양상으로 이상과 현실의 괴리를 보여주는 모습은 의학연구에서도 다르지 않다. 오늘도 의학계에서는 뛰어난 연구자들과 최첨단 과학 기술을 동원한 새로운 연구 결과들이 쏟아져 나오고 있지만, 이는 대부분 그들만의 잔치로 끝이 나거나 말 그대로 '연구 자체를 위한 연구'로 그칠 때가 많은 것이다. 결국 전반적으로 우리의 의학은 맹목적인 전진보다는 '성찰'을 필요로 하는 시점이 아닌가 싶다.

사실 앞서 나열한 의학 연구의 문제점을 종합하면 결국 대부분 '돈'의 문제로 귀결된다. 이는 의학 연구가 순수하게 질병을 연구하고 아픈 이들을 치료하기 위해서만 이루어지는 것이 아니라, '돈'으로 대표되는 힘과 권력의 논리를 따르고 있다는 뜻이다. 과학은 항상 현대 사회에서 가장 객관적이고 믿을 만한 정보임을 표방하지만, 그 실상은 역시나 사람이 하는 일로서 과학마저도 그렇게 이상적인 도구이기만 한 것은 아니다.

현대 의료 체계는 앞서 살펴본 역사에서도 드러나듯이 자본을 통해 자본 의존적인 의료 체계를 형성하였고, 결국은 가장 가치 중립적이어야 하는 의학 연구에 있어서도 '자본 논리'가 중심이 되고 있다. 그리고 이러한 상황은 결국 의료인들이 제 아무리 당장 눈 앞에 주어진 업무를 성실히 수행한다고 하더라도 의료가 가고 있는 방향이 우리가 꿈꾸는 의학적인 이상향이 아닐 수도 있다는 것을 의미한다. 그래서 의료는 항상 의료인의 자질로서 단지 주어진 업무만을 성실히 수행하는 것 이상으로 인문학적인 소양을 요구하고 있는 것이다.

하지만 현실에서 의료인들의 모습은 어떠한가. 우리가 만나는 대부분의 의료인들은 사실 그저 하루하루 주어진 일을 열심히 하는 하나의 직업인으로서의 삶을 살고 있는 경우가 대부분이다. 우리의 의료 체계는 그렇게 옆이나 뒤를 돌아보지 않고 오직 앞만 보고 달리는 경주마처럼 맹목적으로 나아가고 있다. 그 과정에서 의료인들은 때로는 의도한 것은 아니지만 기존의 문제점을 수호하는 지지자로서 의료의 문제를 도리어 심화시키는 역할을 하기도 한다. 그래서 어쩌면 세조는 '교만'으로 대표되는 '성찰하지 않는 의료인'의 태도를 그토록 경계한 것인지도 모른다.

의료인은 왜 변하기 어려운가

사실 현대 의료 체계에 대한 비판과 문제 제기는 앞장에서 다루었듯이 이미 1970년대부터 지속되어 왔던 아주 오래된 이야기이다. 현대 의학이 지나친 환원주의와 질병 중심의 의학관을 가지고 있으며, 인체의 자연 치유력이나 환경과 생활 습관 개선 등의 근본적인 노력을 소홀히 하고 있다는 지적은 매우 오래된 비판이다. 의료의 자본 개입 문제도 이미 1980년에 비센테 나바로Vicente Navarro와 같은 사회학자들로부터 '과학적 의학'으로 대표되는 현대 의학 체계가 자본의 이익에 맞게 형성된 것이라고 비판 받은 적이 있다.

하지만 중요한 것은 이러한 비판이 40여 년의 세월이 흐른 지금까지도 크게 개선되지 않고 있으며, 어떤 이유로든 질병의 고통은 점점 늘어만 가고 있는 현실에서도 우리는 이 문제를 계속해서 방치하고 있다는 것이다. 그리고 여기에서는 주로 현대 의료 체계의 헤게모니를 장악하고 있는 서양 의학을 중심으로 이야기했지만, '한의학'을 비롯한 모든 의학과 의료인들은 크거나 작게 비슷한 문제점들을 가지고 있다. 이러한 이유로 나는 이 장에서 의도적으로 '의사' 대신 '의료인'이라는 대표 명칭을 계속해서 사용하고 있는 것이다.

한의학 역시 지나친 현학적인 성격과 과학성의 결여와 같은 비판을 이미 200년 전인 정약용 선생의 시대에서부터 받아왔다. 비슷한 시기의 일본의 의학자 요시마스 토도吉益東洞와 같은 사람도 기존의 전통적인 한의학 이론을 사변적인 것으로 규정하고, 이를 이용하는 의사들을 '음양의'陰陽醫라고 지칭하며 실제 질병을 치료하는 의사들疾醫과 구별하여 비판하였다. 그런데 이러한 한의학의 현학적인 속성에 대한 논쟁이 그로부터 몇 백 년이 지난 오늘날까지도 지속되고 있는 것이다.

이처럼 모든 의학과 의료 체계는 불완전한 존재인 사람들이 만든 이상 보완해야 할 개선점을 가지고 있고 지속적인 성찰과 변화를 필요로 한다. 하지만 어찌된 일인지 의학에서 성찰과 개선은 좀처럼 쉽게 나타나지 않는다. 심지어 오래전부터 비판 받던 의학의 모습들은 대부분 아직까지도 그대로 고집스럽게 이어지고 있는 경우가 많다. 물론 인류는 궁극적으로 질병으로부터 자유롭고자 하는 욕망이 있기에 의학 또한 천천히 변화하고는 있다. 그러나 분명히 의학은 우리의 예상이나 기대처럼 적극적으로 변화를 갈망하고 스스로를 성찰하지는 않는다는 이야기이다. 여기에는 사실 여러 가지 이유가 있다.

우선 그도 그럴 수밖에 없는 것이 사회에서 '권위'를 얻는 과정 자체가 '정당성'과 '의존성'이라는 두 가지의 요소를 큰 축으로 하는데, 의료 권력은 그중에서도 아픈 이들을 치료한다는 '정당성'을 핵심으로 사람들에게 '의존성'을 부여하는 권위 집단의 특성을 가지고 있다. 즉, 의료는 어떠한 '힘'으로 '권위'를 획득했다기보다는 그 행위가 정당하기에 보호받아야 하고 사람들은 의료인들의 의견을 따라야 한다는 '정당성'에 기반한 권력 논리를 가지고 있는 것이다. 따라서 의료인들은 다른 어떤 집단보다도 더 '정당성'을 의심 받는 것에 예민하게 반응하며, 또한 스스로의 '정당성'을 주장하는 것에 익숙하다고 할 수 있다. 이는 의료 권력의 속성 자체가 정당성을 통해 유지되기 때문이다. 그리고 이런 상황에서 성찰과 같이 정당성에 대한 의심을 야기하는 태도는 그 자체로 의료 권력의 힘을 약화시킬 수 있기에 의료인들 사이에 적극적으로 권장되기 어려운 측면이 있다.

　의료는 종종 내부적으로 어떠한 문제가 있는 것으로 보이더라도 대외적으로는 의료에 문제가 없음을 표방해야 하며, 성찰을 요하는 내부 고발자와 같은 태도는 의료인들 사이에서 환영 받지 못한다. 그렇게 '의료 권력'은 자체적인 생존을 위해서라도 자신에 대한 '긍정'을 포기하기 어려운 속성이 있는 것이다.

현대 교육의 문제와
의료 엘리트의 함정

어떤 사람들이 의료인이 되는가

오늘날 우리나라에서 의료인이 될 사람들을 뽑는 방식은 결국 '수학 능력 시험'으로 대표되는 오지선다五枝選多를 통한 평가 방식 인데, 이는 정해진 과목의 문제를 읽고 정해진 시간 안에 5가지 답안 중에서 빠르게 정답을 찾아내는 능력에 대한 평가이다. 학교 내신이라고 해도 가끔 주관식 문제가 있고, 과제 평가가 있는 정도이지 결국은 같은 평가 방식을 주로 활용하고 있는 것은 마찬가지이다. 물론 최근에는 일부의 특례, 특기자 전형이라든가, 가산점을 부여하는 이외의 평가 활동들도 있지만 우리나라 교육 에서 기본적으로 학생에 대한 평가는 문제 풀이 능력을 중심으로 이루어지고 있다고 할 수 있다.

이러한 교육 시스템 아래에서 학생들의 '지능'은 그들이 얼마나 스스로 생각하고 진리를 탐구하는 능력이 있는가로 평가받는 것이 아니라, 기존의 정해진 학습 틀을 얼마나 많이 숙지하고 있으며, 얼마나 빠르게 기억해낼 수 있는가로 평가된다. 한마디로 여기서 정의하는 '수학능력'이란 사실 스스로 성찰하고 탐구하는 능력이라기보다는 얼마나 기존의 이론을 잘 외우고, 빠르게 오지선다 퀴즈를 풀 수 있느냐 하는 것이다.

천천히 심사숙고하거나, 의문을 제기하거나, 스스로 생각하거나, 모르는 것을 모른다고 대답하거나 하는 것은 우리 교육에서 학생들에게 권장하는 방식이 아니다. 우리는 의문을 제기하거나 어떤 문제를 탐구할 시간이 있으면, 차라리 그 시간에 하나라도 더 교과 지식을 암기하는 것이 유리하며, 모르는 문제에 부딪히면 찍어서라도 정답을 제출하고 정답이 맞기를 기도하는 방식의 교육 시스템을 가지고 있다.

이러한 '주입식 교육'으로 대표되는 우리나라의 교육 방식에 대해서는 사실 오래전부터 논란이 많았다. 그래서 한때는 우리나라와 달리 수업 중에 질문도 하고, 자기 주장을 발표하는 것이 권장된다고 알려진 서구식 교육이 이상적인 대안처럼 제시되기도 했다. 그러나 최근 출간된 영국의 인문·과학 저널리트스인 데이비드 롭슨의 책《지능의 함정》을 보면 이러한 영미권 수업에도 그 나름의 문제가 있는 것 같다. 롭슨에 의하면 일단 영미권 교육에서는 오히려 '누가 가장 먼저 손을 드는가'로 정신적 가치를 평가하는 경우가 많아 자세한 내용을 깊이 생각하기보다는 직감적으로 빠르게 반응하는 것을 학생들에게 권장하게 된다고 한다. 그리고 이러한 서구식 교육에서도 질문을 받았을 때 답을 ·모른다고 대답해버리는 것은 실망스러운 태도로 평가받으며, 특히 '지적 겸손'은 전적으로 지양된다고 한다.

학교 수업 사정도 우리나라와 마찬가지여서 제한된 시간 안에 정해진 진도를 나가야 하기 때문에 수업의 내용은 단순화되며, 깊이 생각하거나 의문을 주는 자료보다는 매끄럽게 이해되는 정보 위주로 선정된다. 결국은 우리나라 수업보다 학생들이 앞다투어 빨리 자신의 생각을 이야기하는 것에 적극적인 것일 뿐, 깊이 있게 진리를 탐구하지 않거나 천천히 신중하게 사고하지 않는 것은 마찬가지란 것이다.

2002년 노벨 경제학상을 수상한 행동경제학자 대니얼 카너먼Daniel Kahneman에 따르면, 인간의 사고 체계는 크게 2가지로 대별할 수 있다. 하나는 그가 '시스템1'이라고 명명한 빠르고 직관적으로 생각하는 능력이며, 다른 하나는 '시스템2'라고 부르는 이성적이고 논리적인 천천히 추론하는 능력이다. '시스템1'은 빠르고 본능적이어서, 운전 중에 사고 위험이 있는 상황을 빠르게 감지하고 피하는 것과 같이 우리를 위험으로부터 지켜주지만, 필연적으로 오류 가능성을 내포하고 있다. 우리가 사람을 외모로만 평가한다거나 하는 오류는 주로 '시스템 1'에 의해 일어난다. 이에 따라 우리가 사고의 오류를 줄이기 위해서는 논리적이고 이성적인 '시스템 2'의 도움이 필요하다. 그런데 대부분의 경우 '시스템 2'는 오랜 시간을 필요로 하고, 또 사람으로 하여금 많은 노력을 요하게 한다. 마치 어떤 사람을 진정으로 알려면 오랜 시간 사귐이 필요하고 그에 대한 정보를 많이 수집해야 하듯이 말이다.

하지만 앞서 이야기한 대로 우리의 교육 시스템은 주로 '빠른' 사고를 미덕으로 훈련한다. 한마디로 '시스템 2'를 충분히 활용하지 못하고 어떠한 사안에 대해 성급한 결론을 내리기 쉽게 만든다는 것이다. 우리는 종종 사고의 속도를 '생각의 질'과 '지능' 자체로 믿어버린다. 결론을 유보하거나, 이미 주어진 결과가 진실인지 성찰해보는 것은 많은 경우 지능이 높은 행동으로 평가받지 못한다. 아니 오히려 천천히 이것저것 따져보는 것은 능력이 부족하거나 지능이 모자람을 나타내는 표상이 될 수도 있다. 하지만 현실 세계의 복잡한 문제를 다룰 때는 빠르게 결론을 내릴수록 우리는 '시스템 1'의 지배를 받아 오류를 범하기 쉽다.

롭슨은 현대의 학교 교육이 몇 가지 오류를 범하고 있다고 지적했다. 그중 하나가 이처럼 '생각의 질'보다 '빠른 사고'를 지능의 미덕으로 여기는 것이다. 그리고 다른 하나는 '창의 지능'으로 대표되는 '다르게 생각하는 능력', 즉 "만약 …라면 어떨까?"라고 묻는 능력을 교육에서 거의 무시하고 있는 것이다. 이러한 결과로 현대 교육과정을 통해 지능이 우수하다고 평가된 엘리트들은 오히려 현실 세계에서는 '편향 오류'에 빠져 합리성이 결여되는 의사결정을 성급하게 할 수 있으며, 행동의 결과를 예상하고 문제가 생기기 전에 미리 막는다거나 하는 초보적 업무 능력이 부족한 경우가 의외로 많다고 롭슨은 이야기한다.

사실 시험 공부라는 것은 대부분 단편적인 지식과 문제 풀이 방법을 학습하는, 어떻게 보면 말 그대로 '시험' 그 자체에 특화된 인재를 만드는 방식이다. 그것은 지식을 평가하고 재생산해서 더 나은 지식 체계를 형성한다거나, 말 그대로 '생각하는 인간'을 만드는 방식은 아닐 수도 있다. 아인슈타인과 함께 20세기 최고의 천재로 평가받는 리처드 파인만은 교육에도 대단히 관심이 많았던 것으로 유명한데, 그 역시 현대 교육에 대해 이런 말을 한 적이 있다. "여러분은 시험을 위해 공부하고, 또 시험을 위해 가르치는 순환 논리 안에서는 제대로 교육받을 수 없습니다. 이것은 사실 아무도 제대로 아는 사람이 없는 시스템입니다. 여러분은 여러분 스스로 묻고, 생각하고, 실험하며 배워야 합니다."

교육학자 켄 로빈슨Ken Robinson 역시 그의 유명한 강연에서 '학교가 창의력을 죽인다'라는 주제로 이야기를 한 적이 있는데, 그는 오늘날 전 세계의 공교육 시스템이 결국 '대학 입시를 위한 절차'이고 '대학 교수들을 육성하기 위한 시스템'이라고 볼 수 있다고 했다. 이는 파인만의 의견과 사실 유사한 것인데, 시험을 위한 공부를 하고 시험을 통해 시험을 출제할 교수가 되는 순환 논리 안에 갇혀 있다는 것을 풍자한 말이다.

하지만 안타깝게도 우리들의 교육 현실은 파인만과 켄 로빈슨이 지적하였듯이, 대부분의 학생들이 시험을 위해 공부를 한다. 그리고 시험을 통해 자신의 지능을 평가받고, 그렇게 평가받은 자신의 지능을 자신의 전반적인 사고 능력 전체로 스스로 과대평가해 버리는 경우가 많다. 그러다 보니 오히려 현대 교육에서 엘리트로 평가받은 사람들에게서 다른 사람의 의견을 들으려 하지 않고 성찰과 비판을 수용하기 어려워하는 성향이 나타나기도 하는 것이다.

우리의 교육은 한번도 기존의 정답이 없는 상황에서 새로운 정답을 찾아가는 과정을 가르치거나 요구한 적이 없으며, 기존의 정답이 틀렸다는 생각을 하는 법을 가르친 적이 없다. 학생들은 항상 절대 불변하는 기존의 정답을 얼마나 잘 외우고 수행하는가를 목표로 교육받았다. 그리고 어쩌면 이런 식으로 양성된 대표적인 엘리트 집단이 의료인들인 것이다. 따라서 이런 의료인들에게 기존 의료 시스템의 문제점을 생각해보고 새로운 대안을 제시해보라는 것 자체가 모순일 수도 있다. 의료인들과 같은 현대의 엘리트들은 오히려 현대의 사회 시스템에 순응하여 성공한 사람들이며 그만큼 시스템이 부여한 일에 최선을 다하는 것에 집중된 사람들인 경우가 많기 때문이다.

'엘리트주의'의 함정

이처럼 엘리트들의 문제가 단지 성찰하는 능력이 부족한 정도로
끝이 난다면 다행이지만, 현대 엘리트들의 진짜 문제는 이로부터
파생된 '교만'으로 대표되는 왜곡된 '엘리트주의'일 것이다. 사실
대부분의 인간은 원래 '교만'에 빠지기 쉽다. 운전자들의 90%는
자신이 평균 이상으로 운전을 잘한다고 생각하며, 특히나 사회를
이끄는 지도층이나 기업의 경영가들은 일반적으로 이러한 우월
감의 오류를 자주 범하는 것으로 유명하다.[2]

역사학자이자 문명비평가였던 토인비는 역사적으로 중요한
개혁에 성공한 창조적 소수는 그 성공을 지나치게 믿고 우상화
하다가 또다시 실패하게 된다고 하며, 이러한 한 시대의 지배 계
층의 교만의 오류를 '휴브리스'Hubris 라고 명명하였다. 휴브리스
는 그리스어로 '신의 영역까지 침범하려는 정도의 오만'을 뜻하는
'Hybris'에서 유래한 말이다. 토인비가 주창한 이 개념을 따서 심
리학에서는 이러한 현상을 '교만 가설'(휴브리스가설, Hubris Hypothesis)
이라고 부른다. 오늘날 의료인들은 전문인으로서 사회적으로 일
정한 성공을 경험한 사람들이다. 결국 현대의 의료인들도 휴브리

---

2   미국에서 중소기업의 5년 생존율은 35% 정도로 발표되었는데, 기업인들은 자신이 세운 기업이
     이러한 예상보다 2배 높은 60% 정도의 생존 확률이 있다고 생각하고 있으며, 기업의 성공에 대한
     확률은 기업의 81%가 자신의 성공 확률을 70% 이상으로 잡고 있고, 33%는 아예 실패율이 제로
     라고 단언한다.

스에 빠지기 쉬운 처지에 놓여 있는 것이다. 역사는 그렇게 반복되고 있는 것인지도 모른다.

의료인들은 현 시대에 자신의 학습 방법으로 사회적 성공과 지적인 능력을 인정 받았으며, 실제로 자신들의 의학으로 각자의 분야에서 일정 부분 성공을 경험한 사람들이다. 한마디로 토인비가 지적한 성공한 창조적 소수와 유사한 모습을 가지고 있다. 그러다 보니 의료인들도 현 시대의 의료 체계에 대한 맹목적인 지지와 같은 모습을 보일 때가 많다. 이러한 모습 속에는 인간의 역사 속에 언제나 있어왔던 지배계층의 '휴브리스'의 모습이 숨어 있을 수도 있다.

또한 '후광효과'Halo Effect라는 것도 있다. 어떤 사람의 특정한 면을 보고 전체의 특성으로 확대해버리는 착각 현상을 말하는데, 이는 주로 타인에 의한 관찰을 통해 나타나지만 자기 자신에 대한 평가에서도 나타날 수 있다. 의사이니 모든 건강의 문제와 모든 의학의 문제를 무조건 더 잘 알 것이라는 착각, 전교 1등 출신이기 때문에 누구보다 더 합리적일 것이라는 착각, 공부를 잘했으니 마음도 착할 것이라는 착각. 이런 것들이 대표적인 '후광 효과'로 실제적으로 의료인들이 빠지기 쉬운 대표적인 인지 오류들이다.

앞서 살펴본 것과 같이 '현대 의료 체계'는 과학으로 대표되는 전문화 과정을 거쳤으며, 그 내용을 세분화하여 개개인 의사마다 전문성을 띄고 있는 영역이 각각 다르다. 그리고 심지어 이 과정에서 배제된 다양한 의학 체계도 세상에는 수도 없이 존재한다. 결국 특정 분야의 전문 의료인이라고 해서 의학에 있어서도 모든 의학적 전문성을 보장할 수는 없다. 그런데 현실에서 의료인들은 종종 자신이 의료인이기 때문에 모든 의학적 판단에 있어서 올바를 것이라는 오류를 저지를 때가 많다. 자신이 잘 모르는 의학 분야에 대해서도 자신의 생각이 옳다고 주장하거나, 타 의료 직종에 대해 함부로 판단하거나, 또 다른 치료적 대안이 있는 환자에게 자신의 수준에서 치료 범위를 한정하는 등의 태도는 모두 우리가 현실에서 흔하게 경험할 수 있는 '교만 가설'과 '후광 효과'의 사례들이다.

어디 이뿐인가. 엎친 데 덮친 격으로 현실에서는 머리가 좋고 교육 수준이 높은 사람들일수록 오히려 실수에서 교훈을 얻거나 타인의 조언을 받아들이는 능력이 떨어지는 경우가 많다. 실제 미국의 수능이라고 할 수 있는 SAT 점수가 높은 사람은 점수가 낮은 사람에 비해 '편향 맹점'이 더 큰 것으로 나타났다. '편향 맹점'이 크다는 것은 자기 논리의 허점을 인지하는 능력이 떨어진다는 것이다. 이러한 '편향 맹점'이 큰 엘리트들은 실수를 해도 그럴듯한 논리로 자신을 정당화하는 데 지능을 활용하고, 오히려 자신의 견해에 의심을 품지 않는 교조적 태도는 점점 더 심해진다. 따라서 아이러니하게도 학업 성적이 높은 사람들이 오히려 사회적으로

'지능이 부족'한 행동을 할 경우가 상당수 존재할 수 있는 것이다.

이처럼 사람의 전반적인 지능은 수학능력 시험을 잘 보거나 단순 암기를 잘하거나 오지선다 퀴즈를 잘 푸는 것과는 별개의 이야기이다. 안타깝게도 작은 분야와 직능에만 파묻혀 사는 의료 인들이야 말로 어떻게 보면 이러한 전문가의 함정에 빠지기 쉬운 가장 대표적인 사람들인지도 모른다.

'살의'에 대한 경계가 주는 교훈

사실 의료인들의 교만은 대부분 의료 문제들의 근원이 된다. 의 료인 간의 갈등이라든가 의료 시스템의 왜곡 등 결국 대부분의 의료 문제는 이 교만이 해결되어야 개선이 가능한 것이다. 끝까 지 자신이 옳다 여기고, 모든 비판과 변화를 거부하기만 한다면 의료는 그 주체가 되는 의료인들로 인해 오히려 변화하기가 어려 워진다.

따라서 의료인들은 2장에서 살펴보았듯이, 그들만의 힘으로 의료 시스템을 만들었다거나 의료를 지배하고 있다고 보기는 어려 워도, 의료 문제를 악화시키거나 반대로 문제를 해결할 실마리를 가지고 있는 사람들인 것은 맞다. 그래서 '성찰'하지 않는 의료인은 의료의 문제를 악화시킬 수 있는 것이며, 이는 당장 그 피해가 눈에 띄지 않을 수 있어도 오랜 시간이 흐르며 광범위하게 문제를 만들어낼 수 있는 것이다. 그래서 세조도 '살의'로 대표되는 의료인의 섣부른 교만을 특별히 강조하여 문제 삼았던 것인지도 모른다.

세조는 교만한 의사에 대해 환자를 측은하게 여겨 도와주려는 마음보다, 단지 질병을 이기려고만 한다고 이야기했는데, 이는 어찌 보면 현대의 의료 체계가 질병을 다루는 모습과도 닮아 있다. 앞서 이야기했듯이 현대 의료 체계는 질병 중심의 의학관으로 오직 의학의 힘만으로 질병의 문제를 해결해보겠다는 태도를 가지고 있는 경우가 많다. 이로 인해 현대 의료 환경에서 환자는 질병에 대해 무기력한 존재로 전락하기 쉽고, 생활 환경과 식습관 같은 의료 외적인 요소는 상대적으로 소홀히 다루어지는 측면이 있다. 1장에서 살펴보았듯이 실제로는 대부분의 질병에 있어서 환자와 보호자 그리고 생활 환경과 식습관과 같은 다양한 의료 외적인 요소들이 오히려 의료보다 더 중요한데도 말이다.

근본적으로 질병의 문제를 해결하려면 반드시 이러한 다양한 요소가 통합적으로 다루어져야만 한다. 의료는 그래서 많은 경우 환자 위에 군림하기보다는 환자가 질병을 이겨 나갈 수 있도록 도와주는 주요한 보조자와 같은 역할을 할 때 진정으로 더 좋은 의료가 될 수 있다. 하지만 '교만'은 여기서도 이러한 의료의 기본적인 태도에 왜곡을 만들고 세조가 지적한 것처럼 '의료적 처치만으로 질병을 이겨보려는' 무모한 시도를 계속해서 하게 만드는 것이다.

애초에 의료는 많은 의료인과 다양한 의료 외적인 요소와의 상호 협동을 요구하고, 특정한 집단이나 의료인의 힘만으로 완전 무결한 의료를 만들어내는 것이 불가능하다. 즉, 의학은 항상 그 형태가 어떠하든 대부분의 경우 협력을 요한다는 말이다. 결국 이런 상황에서 의료인의 교만은 개별적인 성공 사례는 만들어낼 수 있을지 모르지만 그 한계가 명확하고, 전체 의료 시스템 상에서는 큰 해악이 된다.

어찌 보면 그래서 오늘날의 의료는 우리의 의학 교육 시스템과 의료인의 양성 방식 자체에 먼저 변화를 요구하고 있는지도 모른다. 우리에게는 좀 더 스스로의 문제를 돌아보고 의학이 궁극적으로 추구해야 하는 목표가 무엇인지를 '성찰'할 수 있는 의료와 '질병 없는 세상'이라는 순수한 목적지를 향해 자신을 내려놓고 겸손히 협력할 수 있는 의료인들이 필요하다.

의료가 만일 '성찰'과 '겸손'이라는 무기를 가지게 된다면 아마도 이 시대의 질병의 문제는 의료로부터 시작되어 더욱 빠르게 개선되어 나갈 것이다. 그리고 이러한 긍정적인 변화는 결국 의료인들 자신의 건강과 가정의 안녕을 위해서도 장기적으로 좋게 작용할 것이다. 따라서, 의료의 변화로 인한 궁극적인 피해자는 사실 존재하지 않는다.

한국의 의료인들:
의사와 한의사는 왜 이렇게 싸우는가?

마지막으로 조금 다른 이야기이지만, 지금까지 해온 모든 논의를 바탕으로 현재 한국에서 벌어지고 있는 의료인들의 실태에 대해서 자세히 살펴보려 한다.

무지가 부른 오해 1:
이론 의학 중심의 현대 의학

우리나라는 특이하게도 국가에서 인정하는 의료인으로 '한의사'라는 전통 의학 분야 의료인이 따로 있다. 이에 따라, 우리나라 의료 체계는 보통 양·한방의 '이원화'된 의료 체계라고 말한다. 그리고 안타깝게도 최근 이러한 의사·한의사 두 의료인 집단 간의 직역 갈등은 어떻게 된 일인지 점점 더 심해지고 있는 상황이다. 물론 이러한 직역(職域, 특정한 직업의 영역이나 범위) 다툼에는 기본적으로 '밥그릇 싸움'으로 대표되는 이권 다툼의 요소가 강한 것이 사실이다. 하지만 여기에는 단순히 '이권'만의 문제로 설명되지 않는 또다른 요소도 함께 작용하고 있다. 즉, 결론부터 이야기하자면 이러한 의료인 사이의 직역 갈등에는 여태까지 이 책에서 논의한 '의학'과 '의료인'들의 문제 그 모두가 원인으로 작용하고 있는 것이다.

앞서 2장에서 살펴보았듯이 현대 의학은 그 자체로 완벽한 의학 체계는 아니며, 한의학과 현대 의학은 각자 나름의 특성이 있다. 그리고 의사와 한의사들 간의 갈등에서 일단 가장 큰 문제는 두 의료 집단이 이러한 서로의 학문 체계를 잘 모르고, 그러한 학문이 형성된 배경이나 장·단점, 현실적 애로 사항 등을 잘 모른 채 자신들만의 기준으로 서로에 대해 비판을 한다거나 오해를 하고 있는 경우가 많다는 것이다.

나는 예전에 우연히 한 의사가 운영하는 유튜브 채널의 영상을 본 적이 있다. 해당 영상은 '한의학의 침술이 과연 정말 효과가 있는 것인가?'라는 질문에 대해 일반인들을 대상으로 관련 리뷰 논문과 메타-분석 연구를 몇 가지 소개하며 의사 본인의 의견을 밝히는 영상이었다.

그러다 보니 해당 유튜브 영상에서는 '침술은 플라시보 효과'

이며 '가짜침과 진짜침은 차이가 없고[3] 아무데나 놓아도 효과가 있다'라는 정보를 대중들에게 전달하였는데, 이를 보고 모욕감을 느낀 한의사들이 해당 영상을 문제 삼아 이슈가 되면서, 나에게 까지 그 영상이 전달되어 시청하게 된 것이다.

하지만 앞의 장을 열심히 읽은 독자라면 알 것이다. 침술이나 보완대체의학은 아직까지 현대 의학에서 흔히 사용하는 종합 분석 연구를 통해 효과성을 논하기에는 무리가 있다. 해당 의사는 침술 연구가 가지고 있는 다양한 특성을 이해하지 못한 채 그저 현대 의학의 기준으로 침술 연구의 문제를 바라보았다. 그 와중에 자신이 잘 모르는 침술이라는 분야에 대해서 마저도 자신의 지식이 우월하다고 과신하는 엘리트의 오류를 범하게 되었을 가능성도 있다. 두 집단 사이에는 이런 류의 오류로 인한 묘한 긴장감이 늘 팽배하다. 당연히 한의사들도 현대 의학과 의사들의 치료를 평가할 때, 마찬가지의 오류를 자주 범한다. 두 의료인 집단은 기본적으로 서로의 의료에 대해 잘 모르면서 자신들의 기준으로 서로를 바라보고 있는 경우가 많다.

한의사들의 경우도 현대 의학에 대한 막연한 반감을 가지고, 현대 의학이 어떤 '의도적인 악의'를 가지고 지금과 같은 형태의

---

3   '가짜 침'(Sham Acupuncture) 문제는 그 자체로 체표 전류를 유도하여 실제로 너무 효과가 좋아서 한의계 내에도 설계 자체에 대해 오래전부터 논란이 있어왔고, 한의과대학에서는 학부 시절부터 그 내용을 배우고 있다.

의료를 하고 있다고 생각하는 경우가 있는데, 이는 특히나 조심해야 하는 태도 중 하나라고 생각된다. 의료를 이처럼 음모론적인 시선으로 선·악의 도덕적 구도로 바라보면 두 집단 간의 갈등은 점점 더 심화되기만 할 뿐이기 때문이다.

예를 들어 한의사들은 종종 자신들이 하는 치료를 통해 환자들의 상태가 개선되고 도움을 줄 수 있는 영역이 많은데, 의사들이 환자를 생각하지 않고 오직 자신들의 이익을 위해 다른 치료 방식을 배척하고 있다고 생각하는 경우가 있다. 하지만 결론부터 이야기하자면, 이러한 생각은 의사라는 직업에 대한 오해에서 생긴 것이다. 물론 때로는 의사들이 실제 '이권 다툼'의 과정으로 다른 의학을 배척하기도 한다. 하지만 의사들은 보통 그렇게까지 심각한 고민을 하지 않고 자신의 직업 윤리 안에서 양심에 따라 행동함에도 위와 같은 결정을 내릴 수 있다. 그 이유가 무엇일까?

한의계는 사실 주로 개원가를 중심으로 의료 시스템을 구성하고 있으며, 이에 따라 '치료 경험'과 환자의 평가에 예민하게 반응한다. 하지만 현대 서양 의학계는 기본적으로 대학과 연구기관을 중심으로 의료 시스템을 구성하고 동료와 학계의 인정을 받는 규격화된 의료를 권장하고 있다. 이처럼 두 의료 체계는 같은 '의학'이지만 그 직업 의식이 완전히 다른 것이다.

현대 서양 의학은 20세기 이후로 과학 이론을 중심으로 규격화되었으며, 앞서 말한 대로 '이론 의학'적 특성을 가지고 있다.

그리고 '이론 의학'은 '환자가 나았다'로 대표되는 경험적인 임상 결과물들과 환자들의 평가보다 '과학'으로 대표되는 이론적 엄밀성과 동료와 학계의 지지가 중요한 의학적 방법론이다. 그리고 현대 의학에서는 가이드라인상 권장되지 않는 치료법은 기본적으로 과학적으로 검증되지 않았다는 의미로 해석된다. 검증되지 않은 치료들은 환자에게 어떠한 위해危害를 가할지 또 실제 효과성 또한 의심되기 때문에 현대 의학에서는 이를 환자들에게 쉽게 권하기가 어렵다. 즉, 한의사들이 경험한 의료인으로서의 진료 경험은 현대 의학에서는 중요한 문제가 아닐 수 있다. 물론 앞서 살펴본 바, 의학의 과학화에는 막대한 자금이 필요하며 이 문제는 의사들이 생각하는 것처럼 그렇게 단순한 문제가 아니다.

무지가 부른 오해 2: 임상 의학 중심의 한의학

의사들은 대부분 어떤 악의를 가지고 지금의 의료 체계를 형성하고 있는 것이 아니라 그저 지극히 평범한 직업인으로서 역할을 수행하고 있는 것이며, 이런 의사라는 직업 자체가 한의사들이 생각하는 의료인의 모습과 다른 부분이 있는 것이다. 하지만 한의사들 입장에서는 이를 쉽게 이해하기 힘들다. 한의사들은 한의

그림 3-1 중간 과정이 어떠하든 결과만 만족스러우면 된다는 생각

학을 학습하는 과정 자체에서 이미 '임상 의학'을 중심으로 의학적 가치관을 형성하고 있고, 직업 의식 자체도 의사들과 많이 다르기 때문이다.

원초적으로 말하자면 한의사들은 어떻게 하든 환자만 나으면 좋은 것이 아니겠냐는 '임상 의학'적 가치를 우선하여 생각하기 쉬운 의료인 집단이다. 그리고 이런 직업 의식은 또 역시나 마찬가지로 현대 의학을 하는 의사들 입장에서 여러 오해를 살 수 있는 부분이기도 하다.

이해를 돕기 위해 한의학 자체를 조금 노골적으로 표현하자면 위의 그림과 같이 표현할 수 있는데, 이는 다분히 그 체계 자체가 경험적이고 '임상 의학'적 성격이 강하다는 의미이다.

한의학은 과학적으로 완벽하게 밝혀지지 않은 부분이 많은 것이 사실이기에, 중간이 되는 이론적인 과정에 있어서 위의 그림처럼 미지의 '블랙 박스'와 같은 빈 공간이 존재한다. 하지만 그

렇다고 해서 이미 오랜 역사 속에 축적된 인류의 경험적 노하우를 그대로 버릴 수는 없기에 이러한 경험적 노하우들을 존중하고 이를 활용하고자 하는 의학의 형태가 한의학인 것이다. 이에 따라 한의학의 이론들이라는 것은 대부분 이러한 경험적 노하우들을 전달하기 위한 일종의 '가설'이자 '언어'로서의 역할을 하는 경우가 많은데, 여기서 '현대 의학'을 하는 의사들 입장에서는 다소 오해가 생길 수 있다.

예를 들어, 예전에 TV에서 방영된 '침'에 관한 어떤 다큐멘터리에서 무릎이 아픈 환자에게 한 한의사가 침 치료를 시행하는 것을 방송한 적이 있었다. 해당 한의사는 '심장 경락'에 해당하는 부위에 침 시술을 하고 "이 무릎이 아픈 것은 심장에서 온 것이다"라는 설명을 했는데, 이러한 설명은 전형적인 고전 한의학 이론을 근간으로 한다. 즉, 해당 한의사는 해당 환자의 무릎 통증과 같은 상황에서 경험적으로 고전적인 '심장 경락'에 대한 개념으로 접근하였을 때 유효한 효과가 난다는 것을 알고 있었고, 이러한 진료 경험을 고전적인 언어 그대로 체계화하고 있었던 것이다. 그리고 실제로 해당 영상에서 환자는 침 치료 후 즉시 무릎 통증의 소실되어, 자연스럽게 무릎을 쪼그릴 수 있게 되었고 감동의 눈물까지 흘렸다.

하지만 이는 의사들 입장에서는 전혀 납득이 안 가는 허무맹랑한 소리처럼 들릴 것이다. 현대 의학에서는 일반적으로 현상을 설명하는 '이론'이 과학적 사실 그 자체인 경우가 많기 때문이다. 하지만 한의학의 고전적인 '이론'들은 대부분 과학적 사실 그 자체가 아니다. 아니 오히려 고전 한의학의 언어들은 대부분 다소 투박하고 철학적이어서 과학적으로 검증하기조차 어려운 형태를 띄고 있는 경우가 많다. 심지어 위의 사례에 나온 '심장'이라는 해부학적인 단어조차 한의학에서는 그 개념이 반드시 우리가 아는 해부학적인 '심장'을 의미하는 것이 아니다. 한의학의 심장은 불火과 같은 속성을 띄는 인체의 현상을 포괄하기도 하고, 여러 심리적인 증상을 의미하기도 하며, 해부학적인 심장을 지칭하기도 하는 등 인체의 큰 '시스템'을 설명하는 개념으로 쓰이고 있다.[4]

사실 진짜 중요한 것은 '심장 경락'에 해당하는 손바닥의 혈자리에 침을 놓았는데, 무릎이 아픈 환자의 통증이 소실되었다는 사실 그 자체이다. 한의사들은 어떻게 보면 이러한 경험적 사실들을 체계화하기 위해 불가피하게 고전 한의학의 언어들을 아직까지 활용하고 있다. 사실 해당 치료가 정확히 어떠한 과학적 기전으로 무릎을 치료했는지는 현재로서는 정확히 모른다. 한번도 그러한 자세한 연구가 진행된 적이 없기 때문이다. 물론 침 치료가 염증을 개선하거나 상처 치유 과정을 빠르게 하거나 하는 등

---

4   실제로 현대 한의학의 초창기 학자인 김완희 교수(경희대 한의대 생리학교실) 등은 '유기능론' 등의 개념으로, 한의학의 이론이 일종의 '시스템 이론'이라고 설명하였다.

의 기초 연구는 진행된 것들이 많이 있지만, 그렇다고 왜 꼭 손바닥의 그 혈자리에 침을 놓아야만 무릎이 치료되는지를 설명하는 과학적 기전 연구가 없다. 그러나 중간이 되는 이론이 존재하지 않으면 이러한 현상적인 경험들을 체계화할 수 없기에, 한의사들은 아직까지도 고전적인 한의학 이론으로 지식을 체계화하고 있는 것이다.

이처럼, 고전적인 한의학 이론들은 그 자체로 과학적인 이론이라기보다는 현상을 설명하고 경험을 전달하는 도구이자 언어로서의 역할을 하고 있다. 그러다 보니, 현대 의학의 기준에서 보자면 한의학의 이론과 언어들은 오해를 살 내용들이 상당히 많은 것이다.

또한 규격화되어 있는 의학을 하는 의사들이나 일부 일반인들 사이에서도 한의학에 대해 비판하는 부분이지만 한의학에서는 같은 치료적 결과물에 도달하는 방법도 다양하게 존재한다. 예를 들어, 똑같이 뒷목이 아픈 사람이라도 이 사람의 문제를 해결해줄 수 있는 침법이라던가 치료법이 다양하게 존재할 수 있다는 것이다. 이는 마치 서울에서 부산까지 가는 길이 한 가지 길만 있는 것이 아니라 수십 가지 경우의 수가 존재하는 것과 비슷한 맥락이다.

이처럼 한의학에는 같은 질환이라도 질환을 바라보는 방식이 다를 수 있고, 치료법 또한 달라질 수 있는 다양한 관점과 치료

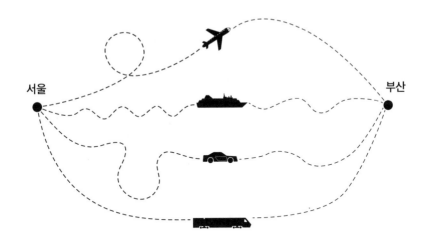

그림 3-2 서울에서 부산으로 가는 다양한 방법

법들이 각기 나름의 장단점을 가지고 존재하고 있다. 그리고 이는 어찌 보면 복잡한 네트워크를 형성하고 있는 인체라는 복잡계를 침과 복합 천연물인 한약과 같은 또 다른 복잡계로 다루고 있는 한의학이 가진 어쩔 수 없는 학문적 특성이다.

당장 침만 예를 들어도 기본 경혈인 360여 개의 혈자리와 기타 혈자리를 포함하면 1,000개가 넘는 혈자리가 인체에 존재하고, 이러한 혈자리를 조합할 수 있는 경우의 수는 단 4개의 혈자리를 선정한다고 가정해도 '1000×999×998×997= 994,010,994,000'으로 거의 1조 개의 경우의 수가 존재한다. 그리고 심지어 성인 남녀의 평균 체표면적은 각각 18,339cm², 16,452cm² 정도인데 침의 직경은 평균 0.1~0.2mm 정도밖에 되지 않는다. 즉, 혈자리 하나를 취혈하고 선정하는 작업 또한 또다른 엄청난 경우의 수를 만드는 복잡한 작업인 것이다. 게다가 같은 혈자리라도 침을 어느 정도 깊이로 찌르느냐, 침을 돌리거나하는 수기법手技法은 어떻게 할 것이냐 등에 의해 자극량과 치료효과가 달라진다. 그야말로 의학적 접근 방법 자체가 카오스[5]라고 해도 과언이 아니다.

사정이 이렇다 보니 한의학은 오히려 서양 의학처럼 과학화를 하고 이론적 엄밀화를 시도하는 것 자체가 과거의 의학인데도 오히려 더 어렵고 지금의 과학 수준보다도 더 높은 최첨단의 과학수준을 요구한다. 하지만 이미 수천년간 지속된 치료적 결과물과 경험들은 쌓여 있는 상황에서, 이론이 엄밀해 질때까지 그렇다고 이러한 경험들을 마냥 썩힐 수도 없지 않겠는가. 그렇기에 한의학은 불가피하게 지금과 같이 '임상 의학' 중심의 형태로 살아남아 명맥을 유지하고 있는 것이다. 그리고 이러한 부분이 바로 한의학이 가진 근대 의학적인 특성이자 한계점이기도 하다. 실제로 한의과대학에서도 이에 따라, 한의학 이론들을 어떤 불변의 진리처럼 가르치고 배우는 것이 아니라, '유기능론', '시스템이론' 등으로 하나의 지식을 전달하는 언어 체계로 배우고 학습한다.

---

5   카오스는 '혼돈, 무질서'라는 의미로, 이러한 우주의 혼돈과 무질서 상태에서도 나름의 논리적 법칙이 존재한다는 것을 '카오스 이론'이라고 부른다.

즉, 과거의 한의학적 지식과 경험들이 모두 옛 한의학 이론의 방식으로 서술되어 있기 때문에 이를 현대에 다시 적용하고 해석하기 위해서 불가피하게 현대를 살아가는 한의사들도 고전적인 한의학 이론을 숙지하고 있지만 이 과정 자체는 어디까지나 도구적이라는 것이다. 물론 이 과정에서 자신의 임상적 결과물과 이론 체계에 지나치게 몰두한 나머지, 마치 이러한 '이론'들을 하나의 불변하는 '진리'이자 종교처럼 떠받들거나 왜곡하는 한의사 개인도 존재한다. 하지만 전체적인 한의과대학의 교육 방향은 분명히 한의학을 하나의 해석학적 관점으로 접근하지 종교처럼 가르치지는 않는다.

이처럼 두 의학은 이미 그 의학 체계가 형성된 시대적 배경이나 상황 그리고 사상 체계와 치료도구 등에서 너무나 큰 차이가 있다. 이에 따라, 한쪽의 관점으로만 다른 한쪽을 바라보면 서로 싸우거나 오해가 생길 수밖에 없다.[6] 어떻게 보면 특별한 악의를 가지지 않더라도, 현대 의학은 한의학을 인정할 수 없고, 한의학은 현대 의학의 방향성에 동의할 수 없는 것이 현재 의료 체계의 현실이다.

---

6   천연물 연구는 복잡계 과학과 빅데이터 처리 기술, 시스템 생물학System Biology 등이 발달한 오늘날까지도 완전하지 않은 어려운 분야로 남아 있다.

편향 오류: 의사와 한의사는
서로의 안 좋은 모습만을 경험한다

게다가 이원화된 두 의료 집단의 면허 체계는 필연적으로 심각한 '선택 편향'Selection Bias 문제를 야기하기 쉽다. '선택 편향'이란 '선택된 일부 데이터만 가지고 전체에 대한 결론을 내버리는 오류'를 말한다. 한마디로 코끼리 코만 보고 코끼리를 뱀이라고 말해버리는 것처럼 말이다. 의사들은 한의학적 치료로 좋은 효과를 본 환자를 보기가 힘들고 오히려 부작용으로 병원을 방문하는 환자들만 경험한다. 반대로 한의사들은 현대 의학적으로 해결되지 않거나 부작용을 겪는 환자들을 주로 보게 된다. 이처럼 이원화된 의료 체계는 두 의료 집단이 서로의 의학적 성과를 충분히 경험하지 못하도록 만든다. 아니 오히려 서로의 부정적인 사례들만 경험하니, 의사와 한의사는 당연히 상호간에 부정적인 생각을 주로 가질 수밖에 없다.

사람들은 일반적으로 막상 지식보다 자기 '경험'의 범주에서 사고하기가 쉽다. 하지만 두 집단은 서로에 대해 부정적인 경험만 하게 되니, 어떻게 두 집단이 서로를 존중하는 문화가 싹틀 수 있겠는가. 심지어 환자들은 때로는 두 직역 간의 갈등으로 한쪽에서 좋은 치료 효과를 보더라도 이러한 사실을 다른 쪽 의료진에게 숨긴다. 나는 실제로 암환자들을 진료하면서 이러한 경험을 많이 했다. 환자들은 자신이 한방 치료를 받고 있다는 것을 담당 의사에게 말하면, 자신에게 불이익이 생길 것을 두려워했고, 아무리 좋은 효과를 보더라도 이를 숨기는 경우가 많았다.

상황이 이런데다 엎친 데 덮친 격으로 의료인들은 그들의 좋은 머리를 이용해서 각자의 논리를 견고하게 만들고 다른 의학에 대한 자신의 편견에 '확증 편향'마저 쌓아버리기가 쉽다. '확증 편향'이란 자신의 신념과 일치하는 정보는 받아들이고 신념과 일치하지 않는 정보는 무시하는 경향이다. 실제로 서로를 맹렬하게 비난하는 의사와 한의사들의 이야기를 들어보면 오랜 세월의 부정적인 감정과 경험이 쌓여 이러한 '확증 편향'까지 견고하게 생긴 경우가 많다. 이쯤 되면 이제는 정말 이 둘의 갈등이 타협이 불가능한 싸움으로 번지게 되는 것인데, 때로는 과격한 투사적인 모습의 의사나 한의사가 나타나게 되는 것은 모두 다 이런 이유 때문이다.

사정이 이렇다 보니, 오늘날 두 의료 집단 간의 갈등은 때로는 심각한 수위까지 번져서 의사협회장이 공식 석상에서 직접 한의사를 없애는 것이 자신들의 최종 목표라고 공공연히 이야기하기도 했다. 또, 의사협회는 매년 5~10억 원의 예산을 들여 한의학을 공격하고 대중 선전을 하는데 힘을 기울이고 있으니, 이 얼마나 소모적인 갈등인가. 한의사협회는 사실상 헤게모니를 장악하지 못한 의료계의 약자 집단이기에 수위가 덜할 뿐, 만일 입장이 같았다면 한의사협회도 똑같이 행동했을 것이다. 의료인들은 도대체 누굴 위해서 이러한 싸움을 하고 있는 것인가.

어쩌면 문제의 핵심은 면허 제도 그 자체

물론 여기에는 이 장에서 이야기한 대로, 현대의 엘리트 교육이 지적 겸손으로 대표되는 도덕적 훈련을 소홀히 한 것도 문제일 수 있다. 하지만 이 문제를 또 그렇다고 지나치게 도덕적인 문제로만 해석할 것은 아닌 것이, 어쩌면 이는 현재의 '의사'라는 직업 자체와 의학 교육 자체의 시스템적인 문제일 수도 있다.

가까운 일본만 하더라도 의사들의 한의학에 대한 인식은 우리나라와 너무나 다르다. 일본에서는 의사들에게 한약제제 처방권이 있고, 일부 한약의 건강보험이 적용되고 있는데, 일본의 의과대학의 98%가 한의학을 교육하고 일본 의사의 80% 정도가 한약제제를 처방하고 있는 것으로 알려져 있다. 이러한 일본의 한의학 실태 관련 조사를 좀 더 참고해보면, 2013년부터 2년간 816곳 병원 수련의들을 대상으로 조사한 설문에서는 수련의의 96%가 한의학이 배울 가치가 있다고 평가했다. 또, 2012년 후생성 지정 암 병원 124곳에서 근무의사 900명을 대상으로 한 조사에서 암 진료 의사의 92%가 한약을 처방하는 것으로 나타났고, 90%는 한방약이 위험성이 거의 없다고 대답했다. 그리고 이들 중 평균 70% 정도가 한방약이 항암, 방사선 요법의 부작용 개선과 환자의 면역과 삶의 질 개선에 보통 이상으로 도움이 된다고 대답했다.

나도 일본 한의학과 관련된 학술대회에 참가한 경험이 많은데, 그때마다 나는 항상 양약과 한약을 모두 활용하는 일본 의사들에게 양약과 한약의 상호작용으로 인한 독성에 대해 어떻게 주의하고 있는지 물어보곤 했다. 그러면 오히려 일본 의사들은 한약은 매우 안전하고 독성이 없기 때문에 크게 우려하지 않는다고 이야기를 했다. 심지어 복약지도도 거의 동시에 복약하도록 하는 것이 나에게는 다소 충격으로 다가왔던 기억이 있다. 어찌 보면 일본 의사들은 우리나라의 한의사들보다도 더 한약의 안전성을 믿고 활용하고 있는 것처럼 보였다.

뿐만 아니라 침에 있어서도 드라이 니들링Dry Needling 등의 이름으로 침을 활용하는 의사들은 전 세계적으로 점점 많아지는 추세이다. 최근에는 미국의 존스 홉킨스나 하버드 같은 선두 대학병원에서 적극적으로 침을 활용하기 시작했고 연구를 진행하면서 침은 점점 더 주류 의학계 내부로 들어오고 있는 추세이다. 심지어 하버드 의사들을 대상으로 한 침술 강좌 등이 선풍적인 인기를 끌고 있다. 해당 코스를 밟은 의사들이 교육 이후 진료 현장에서 침을 활용하여 다양한 효과를 보고 있다고 직접 소감을 밝히는 내용들을 심심치 않게 해당 홈페이지에서 확인할 수 있을 정도이다.

결국 의료계의 갈등은 각 의사의 직능과 규정에 대한 사회적 정의의 문제에서 시작되었을 수도 있다. 이는 곧 교육의 문제로 연결되고, 의료인의 폭 넓은 의료 경험과 사고의 확장 문제와도 연결된다. 아마 우리나라도 의사들이 마음껏 한약을 한의사들처럼 처방할 수 있고 침치료를 시행할 수 있었더라면, 지금과 같이 한의학적 치료를 비판하는 데 공을 들이는 의사들이 많지는 않았을 것이다. 오히려 일본의 의사들처럼 주도적으로 한의학을 활용하거나 관련 학회를 형성하였을 수도 있고, 한의학에 대한 대국민 홍보를 하게 되었을 지도 모른다. 이는 한의사들 역시 마찬가지여서 한의사들에게 모든 의학적 처치에 대한 권한과 교육이 있었으면 한의사들 역시 지금처럼 서양의학에 대한 부정적인 시선을 가지지 않았을 것이다. 의료계와 과학계와 좀 더 자유롭게 소통하며 한의학을 과학화하고 좀 더 체계적인 시스템을 만들어나 갔을지도 모른다.

물론 이 문제는 당연히 적절한 교육과 의료 체계 자체가 갖추어져야 하는 것을 전제로 한다. 어찌되었든 현대 의료 체계 내에서의 '의료인'에 대한 규정이 모든 '임상 의학'적 지혜를 품을 만큼 자유롭지가 않기에 갈등을 유발하는 측면이 있다는 것이다.

이는 지나친 자율성으로 인한 2차적인 문제가 발생할 것을 걱정하여 생긴 조치일 수도 있다. 하지만 그렇다고 당장 현재의 방식이 무조건적인 최선의 대안인가에 대해서는 이제는 한번 의문을 품어야 할 때가 된 것이 아닐까?

피해를 보는 것은
결국 환자들

이처럼 의사-한의사 간의 직역 갈등 문제도 굉장히 복잡한 요소가 다양하게 얽힌 문제로 단순한 '이권 다툼'만의 문제로 치부할 것이 아니다. 이는 사실 다른 나라에서도 대부분의 의학 체계 간의 다툼에서 비슷하게 나타나고 있는 현상이다. 한 가지 확실한 것은 이러한 의료인들 간의 직역 갈등은 사회적으로 '질병'의 문제를 가중시키는 역할을 하고 있다는 것이다. 설사 한쪽이 일방적인 승리를 한다고 해도 의료 직역 간의 다툼은 사회적으로 크게 이득이 되지 않는다..

여기서 귀감이 되는 좋은 사례를 하나 소개하자면, 2012년 서울대학교 의과대학의 신희영 교수는 '한의학에는 설명할 수 없는 효과가 있다'라는 말을 하며 한방 치료와 보완대체의학으로 호전된 7명의 난치성 소아혈액암 환자 사례를 직접 발표하여 주목받은 적이 있다. 우리나라에서 가장 권위있는 의과대학의 교수가 한의학의 효과성을 긍정하며, 직접 그에 대한 사례를 논문으로 발표하여 보고하였던 것이다.

여기서 발표된 몇 가지 사례를 살펴보자. 먼저 첫번째 사례는 1988년 항암과 방사선 치료를 병행했으나 3차례 재발로 6개월 시한부 판정을 받은 4세의 섬유육종 환자였다. 시한부 선고를 받은 이 아이는 5대 독자인 아이 부모의 간곡한 부탁으로 신희영 교수와 친분이 있는 한의사를 소개 받아 침 치료를 시도하게 되었다. 해당 한의사는 침으로 종양을 치료하지는 못하나 커지지 않도록 하겠다는 뜻을 밝히고 주2회 침 치료를 시행하였다. 그리고 그 결과를 6개월마다 서울대병원에서 추적 관찰하는 과정에서 놀라운 일이 발생했다. 아이의 암은 기적 같이 더 이상 성장하지 않고 멈춘 상태로 아이 역시도 계속해서 좋은 컨디션으로 잘 지내게 된 것이다.

1988년에 6개월 시한부 선고를 받았던 말기암 아이는 그렇게 2003년까지 15년간 건강하게 생존하였다. 그러다 2003년 어머니가 폐암으로 사망한 이후 아이는 침 치료를 중단하게 되었는데, 이후 갑자기 흉부의 암세포가 다시 커졌고, 아이는 같은 해 5월에 결국 사망하였다. 6개월 시한부 선고를 받았던 아이가 다른 치료는 전혀 없이 침 치료만 주2회 받으면서 15년간 생존하다가 침 치료를 중단하자마자 6개월도 안 되어서 사망했던 사례인 것이다.

또 다른 케이스는 양성 종양인 섬유종증Fibromatosis을 가지고 있는 3세의 남자아이로 양쪽 폐 사이 앞쪽 종격동 부분의 양성종 양이 수술 후에도 이례적으로 계속해서 커져서 항암 치료와 방사 선 치료를 시행했으나 전혀 효과가 없고, 기도까지 압박하는 지 경에 이르러 모든 치료가 중단되었던 소아환자 케이스였다. 이 아이는 더 이상 현대 의학적인 치료 방법이 없는 상황이었다. 하 지만 부모는 포기하지 않고 간곡하게 한의사에게 부탁했고, 결 국 한약으로 치료를 받기 시작했는데 놀랍게도 한약을 복용한 지 3개월이 되자 CT상 종양이 절반 이상 감소하였다.

그렇게 지속적으로 한약을 복용하며 무려 3년간 종양은 더 이상 자라지 않고 계속해서 작아졌고, 2005년 작아진 종양은 이 제 수술이 가능하게 되어 2차례의 수술로 떼어낼 수 있었다. 그리 고 의료진은 지속적으로 한약을 복용하며 잘 관리할 것을 권고했 지만 어린 환자는 한약 복용이 귀찮다며 2005년 이후 한약을 복 용하지 않았다. 하지만 결국 2006년 3월에 다시 종양이 커졌고, 이에 대한 제거 수술을 시행하던 중 심실세동으로 환자는 중환자 실에서 사망하였다.

이 밖에도 신희영 교수는 논문에서 다른 한방치료와 대체의 학 치료를 받은 5가지 중증 소아암 환자의 사례들을 소개하고 있 는데, 여기에 제시된 사례들은 모두 기존 의학의 범주에서는 이루어내기 힘들었던 성과를 보인 케이스들이었다. 위의 두 케이스와 같이 명확하게 한의학 등의 다른 의학적 접근으로 인과 관계를 보여준 케이스들이기도 했다. 이러한 케이스 발표가 우리에게 시사하는 것은 명확하다. 환자들에게 가능한 모든 의학적 방법론들을 동원하여 최선의 노력을 기울이는 것이 고집스럽게 하나의 방법론만을 고집하는 것보다 도움을 줄 수 있다는 것이다. 그리고 이에 대해 우리나라에서 가장 권위있는 의과대학의 한 교수가 용기를 내서 의견을 피력한 것이고, 이제 우리는 이에 대한 대답을 할 때가 되었다.

'환자의 치료'라는 좋은 목적을 가지고 평생을 고군분투해도 모자랄 의사와 한의사란 두 의료 집단을 만들어놓고, 귀중한 비용과 시간을 할애하며 서로를 비난하는 데 에너지를 쏟게 하는 것은 분명 굉장히 소모적인 시스템임에 분명하다. 그리고 이 싸움의 진정한 승자는 결국 아무도 없을 것이다. 우리는 누구를 위해 이런 시스템을 유지하고 있는 것인지, 이제는 진지하게 현실의 문제를 고민하고 지난 날을 돌아보았으면 한다. 우리에게는 늘 더 나은 의료를 고민하고 성찰하는 의료인과 그러한 의료인들이 건설적으로 의료를 만들어나갈 수 있는 건강한 의료 시스템이 필요하다. 이는 우리를 더 나은 의학의 미래를 향해 한 발짝 빨리 다가가게 도와줄 것이기 때문이다. 분명 누군가에게는 이 문제가 당장 사랑하는 이들을 지키기 위한 시급한 문제일 수도 있다. 신희영 교수의 발표에 나오는 사례들처럼 말이다. 우리는 그 누구도 세상에 어떠한 의료가 자신에게 영원히 필요하지 않을 것이라고 쉽게 말할 수 없다. 그렇기에 나는 오늘도 우리들의 의료가 이러한 소모적인 논쟁으로부터 벗어나 하루 빨리 진정 더 나은 의료를 향해 힘차게 나아갈 수 있기를 기대해본다.

"문명의 속성 중 하나는,
문명을 누리는 이들로 하여금
문명 속에 존재하는
고통의 광경을 보지 못하게 하고,
고통에 대한 생각 자체를 점점
더 하기 어렵게 만든다는 것이다."

- 존 스튜어트 밀(John Stuart Mill, 1806~1873) -

현실을 넘어, 온전히 건강한 사회를 향해

현실을 보지 않으려는
현대인들

감춰진 현실과
오래된 환상

미국 의료사 연구로 퓰리쳐상을 받은 폴 스타는 산업 사회의 의료가 기존의 일상 속에 만연하던 질병의 고통을 사회로부터 격리하여 병원이라는 특수한 공간 속으로 감추는 역할을 했다는 이야기를 한 적이 있다. 처음부터 현대 의료 시스템이 이러한 의도를 가지고 만들어졌다는 이야기가 아니다. 다만, 의학이 현대화되고 질병이 병원과 의료인이라는 특수 집단을 중심으로 다뤄지면서, 우리는 예전보다 질병의 현실을 직시하기 어려워졌다는 것이다. 이처럼 사회적 고통의 현실을 있는 그대로 바라보지 못하는 것은, 어쩌면 현대 사회 전반이 가진 사회 구조적, 문화적 특성인지도 모른다.

우리는 종종 질병이나 빈부 격차, 생태계 파괴와 같은 현대 사회의 어두운 부분들을 보지 않으려고 한다. 오히려 이러한 고통의 현실을 외면한 채 신기술과 풍요로 대변되는 화려한 단면만을 마치 우리의 사회적 현실인 것처럼 생각하려 한다. 현대인들은 전반적으로 현실을 있는 그대로 바라보는 것에 어려움을 느끼고 있는 것 같다. 아니면 의도적으로 바라보지 않으려고 하는 것일수도 있다. 그리고 이는 아이러니하게도 그만큼 현대 사회의 현실이 낭만적이지만은 않다는 반증이기도 하다.

의료에 있어서도 TV 드라마나 의학 정보 프로그램 등을 보고 있으면 금방이라도 의학이 우리를 질병의 문제로부터 해방시켜 줄 것만 같지만 현실은 그렇지 않은 것이다. 우리가 마주하고 있는 진짜 의료의 현실은, 의료의 눈부신 발전이나 낭만적인 미래 전망 이전에, 오히려 점점 더 가중되고 있는 사회 전반에 걸친 질병 부담이다. 그리고 그 와중에 누군가는 이러한 현실로 인해 고통받고 있다.

오늘날도 사람들은 항상 소원을 기도할 때 빠지지 않고 자신의 가족과 사랑하는 사람들의 건강을 위해 기도한다. 현대에도 질병에 대한 염려는 여전히 사람들의 삶 속에서 큰 비중을 차지한다. 그리고 우리의 의료는 여전히 현대인들을 질병의 위협에서 완전하게 보호해주지는 못하고 있다.

이에 우리는 다소 고통스러울 수도 있지만 우리 사회가 처해 있는 의료적 현실을 좀 더 제대로 마주해야 할 필요가 있다. 이러한 과정은 단순히 비판만을 위한 논의가 아니다. 우리는 의료 소비자로서 의료를 어떻게 바라보고 이용할 것인지 올바로 판단해야 한다. 그래야 적어도 나와 내가 사랑하는 사람들의 안녕을 지킬 수 있다. 또 대승적으로는 앞으로 우리의 의료와 사회가 어떤 방향으로 나아가야 하는지에 대한 논의가 필요한데, 정확한 현실 인식은 이러한 건설적인 논의를 위해서도 필수적이다.

1장에서 살펴본 것과 같이 대부분의 경우 질병의 문제는 '의학'에만 기대서 해결할 수 있는 성격의 것이 아니다. 전염성 질환에 있어서도 그러한데, 하물며 현대에 만연하고 있는 만성질환에서는 두말할 필요가 없다. 계속해서 강조한 바 '질병'은 어디까지나 인간의 건강 문제에서 말단에서 벌어지는 일이다. 즉, 원인이 되는 사회 환경이나 생활 습관과 같은 의료 외적인 요소들이 개선되지 않는다면, 아무리 의학이 화려하게 발달한다고 한들, 말단에서 질병은 계속해서 늘어만 간다는 이야기이다. 이로 인해 늘어난 사회 전반의 질병 부담은 고스란히 개개인의 의료비 부담으로 연결되며, 이를 해결하기 어려운 사회적 약자들은 가난 때문에 고통받을 뿐만 아니라, 질병 때문에 생명의 위협까지 받게 된다.

아무리 의료가 빠르게 발달한다고 한들, 양질의 의료 혜택을 누릴 수 있는 경제력을 갖춘 사람들은 늘 한정되어 있다. 따라서 의료를 중심으로 한 질병에 대한 대처는 우리 사회의 근본적인 해법이 아니다. 이는 질병을 인간의 숙명처럼 만들어버리고, 오직 의료인과 유관 산업의 권익만 신장시킬 뿐이다. 이런 상황이 실제 이 시대의 현실이다. 따라서 우리는 적어도 질병을 대하는 '방향성'만이라도 수정할 필요가 있다.

하지만 매체를 통해 전해지는 의학계의 현실 인식과 대중의 기대는 이와 좀 다르다. 우리 사회는 아직까지도 '질병'의 문제를 전적으로 '의료'를 통해 해결해보겠다는 기대와 의지가 사회 전반에 걸쳐 강하게 형성되어 있다. 그 대표적인 예로 들 수 있는 것이 새로운 항암 요법인 '면역항암제'에 대한 우리의 태도이다.

2015년 지미 카터 전 미국 대통령이 전신으로 퍼진 악성 흑종Melanoma[1]에서 면역항암제인 '키트루다'Keytruda 치료를 통해 '완치'되었다는 소식이 전해지자,[2] 사람들은 일제히 다시 흥분하기 시작했다. 오랫동안 정체되어 보였던 암 치료에서 '면역항암제'라는 새로운 의학 기술의 진보를 확인하였고, 다시금 언젠가는 의학을 통해 암을 완전히 정복할 날이 올 것이라는 생각을 하게 된 것이다. 실제 이를 확인할 수 있는 대표적인 사례가 바로 이 '면역

---

1   색소를 생성하는 피부 세포(멜라닌 세포)에서 시작되는 피부암.

2   장윤서, "지미 카터 살린 면역항암제 '키트루다', FDA 두경부암 1차 치료제 승인", 〈조선일보〉, 2019.6.12.

항암제' 연구로 2019년 노벨 생리의학상을 받은 일본의 혼조 다스쿠本庶佑의 언론 인터뷰이다. 혼조 다스쿠는 언론과의 인터뷰에서 "2050년에는 면역 요법을 통해 대부분의 암을 치료할 수 있을 것이라고 확신한다"[3]라고까지 이야기했다.

이처럼 의학에 대한 기대는 현대에도 전문가와 비전문가를 가리지 않고 존재한다. 마치 20세기 초 과학을 기반으로 한 현대 의학으로 세상의 모든 질병을 정복할 것이라고 자신만만하게 이야기했던 것처럼 말이다. 1911년 〈뉴욕 타임스〉에서 하비 와일리가 "향후 50년 안에 과학의 발전은 모든 질병을 없앨 것이다"라고 말한 것과 2019년 '면역항암제' 연구로 노벨상을 수상한 혼조 다스쿠의 발언은 어쩐지 좀 닮아 있지 않은가? 이는 여태까지 이 책에서 만성질환에 대해 설명한 바, '아건강'의 문제를 다루지 않고 오직 의학의 힘으로 말단에 해당하는 '질병'의 문제만을 다뤄서 만성질환의 문제를 극복하겠다는 오래된 현대 의료 체계의 기조이기도 하다.

---

3   "노벨상 日 혼조 교수 2050년에는 면역요법으로 대부분 암 치료 확신", 〈동아일보〉, 2018.12.7.

21세기 마법의 탄환
'면역항암제'의 현실

물론 이러한 접근도 나름의 장점이 있으며 또 하나의 가능한 의료 모델이 될 수도 있다. 하지만 여기에는 분명한 한계가 있을 수밖에 없는데, 이 문제를 계속해서 오늘날의 또 다른 마법의 탄환이라 할 수 있는 '면역항암제'의 현실을 살펴보며 이야기하면 이해가 좀 더 쉬울 것이다.

우선, 마법의 치료제처럼 등장한 '면역항암제'의 진짜 현실은 당장 현재까지 가장 유효하다고 알려진 지미 카터와 같은 '악성 흑색종' 환자들에 대해서도 완전한 대안이 아니라는 것이다. 물론 '면역항암제'의 개발로 기존의 희망 없던 많은 환자들에게 희망이 생긴 것은 사실이다. 때로는 지미 카터와 같이 장기 생존을 경험하는 환자들도 있다. 하지만 이는 일반적인 경우는 아니다.

실제 면역항암제의 효과는 그림 4-1에서 보듯이 가장 효과가 있다는 악성 흑색종 환자의 경우에도 5년 평균 생존율이 20~30%에 불과하다. 즉, 70~80%의 환자는 면역항암제를 사용해도 5년 안에 사망한다는 뜻이다. 물론 면역항암제는 계속해서 그 활용 범위와 방식이 개선되고 있지만, 아직까지는 현실이 이렇다.

일반적으로 악성 흑색종 환자가 '면역항암제' 사용으로 수혜

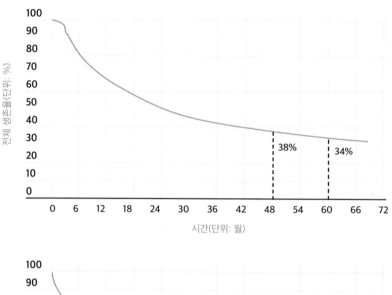

그림 4-1 키트루다 치료를 받은 악성 흑색종 환자의 5년 생존율

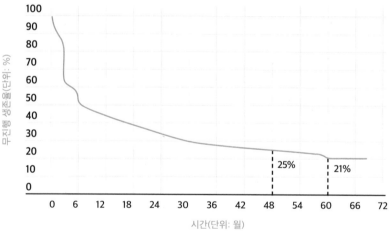

를 입을 경우, 평균적으로 기대할 수 있는 효과는 1년 6개월 정도의 '수명 연장'이다. 즉, 다시 한번 이야기하지만 효과를 보더라도 '완치'가 아니라 '수명 연장'을 기대하는 게 일반적이란 이야기이다. 이는 대부분의 암에 대한 약물 요법의 현실인데, 항암 치료는 그래서 대부분의 경우 고식적姑息的 요법으로 분류된다. '잠시 고姑' '숨쉴 식息' 한자에서 보듯이 잠시 증상을 완화해주고, 생명을 연장해주고자 하는 요법이다. 물론 '면역항암제'는 그래도 대부분의 항암 신약들이 평균적으로 수명 연장 효과가 3개월 정도인 것을 감안하면 매우 좋은 성적을 보여주고 있다. 하지만 역시나 카터의 언론 기사는 다소 과장된 측면이 있으며, '면역항암제'는 아직까지 그렇게까지 완전한 대안이 아니란 것을 알아야 한다.

카터는 간과 뇌까지 전이되었던 암이 치료 후 완전히 사라졌다는 판정을 받았다. 이는 매우 놀라운 성과이기는 하지만 의학적으로 '완치' 또는 '완전 관해'complete remission라는 표현은 치료 후 5년 동안의 추적 관찰을 통해 지속적으로 암의 증거를 찾지 못할 때나 쓸 수 있는 표현이다. 이마저도 5년 후 10년 후에도 재발하지 않을 것을 보장해주는 이야기는 아니기에 엄밀히 말하자면 암으로부터 완전히 해방되었다고 말하기는 어렵다.

하지만 언론에서는 이를 과장하여 단지 치료 직후 기존에 존재하던 암이 모두 사라진 것을 마치 지미 카터가 암으로부터 완전히 해방된 것처럼 묘사했다. 그렇게 따지면, '다발성 골수종' 환자의 경우 현대 의학적 치료를 하면 평균적으로 환자의 80%가 암이 완전히 사라지니, 이들도 다 완치되었다고 이야기해야 하지 않겠는가? 하지만 의학계에서는 이러한 '다발성 골수종' 환자들에게 쉽게 '완치'라는 표현을 쓰지 않는다. 이들 중 대다수가 암이 재발하기 때문이다.

즉, 언론에서는 지미 카터에게 너무 섣부르게 '완치'라는 표현을 쓴 것이다. 그리고 실제로 2015년 언론 보도 후 카터가 5년 추적 관찰을 시행했는지는 안타깝게도 확인하기 어려웠다. 사실 그가 95세가 넘은 고령이기에 환자 입장에서도 큰 의미가 있는 행동은 아닐 것이다. 만일 카터가 10대 20대의 젊은이였다면, 이처럼 면역항암제 치료로 기존의 암이 당장 눈에 안 보인다고 해서 과연 우리는 지금처럼 카터가 암으로부터 완치되어 자유로워졌다고 쉽게 이야기할 수 있을까? 과연 카터는 20년 30년 후에도 암으로부터 자유로울 수 있는 것일까?

게다가 '면역항암제' 치료가 부작용이 없는 것도 아니다. 물론 심각한 부작용의 우려는 대부분 5% 미만으로 낮다고는 하지만 '자가면역질환'과 같은 심한 부작용이 생길 수도 있으며, 무엇보다 4~29%의 환자에서는 오히려 암의 진행이 급격하게 빨라지는 과진행Hyperprogression 현상이 나타나기도 한다. 즉, 운이 좋아서 카터처럼 극적으로 암이 호전될 수도 있지만 운이 나쁘면 반대로 '면역항암제' 치료를 하다가 도리어 명을 재촉할 수도 있다는 이야기이다.

또한 이러한 새로운 치료들은 환자들에게 많은 비용을 부담시킨다. '면역항암제'의 경우도 우리나라에서 건강보험의 지원을 받지 못할 경우 1회 치료에 대략 270만 원 정도의 비용이 들고 1년이면 7,000만 원 정도 필요하다. 그래서 모 방송에 나온 환자들의 사연으로는 실제로 면역항암제 치료를 위해 집을 팔 고민을 하는 경우도 있다고 한다. 그리고 이러한 비용 문제는 설사 건강보험을 통해 지원을 받는다고 하여도 사회적 비용 차원에서 소모되는 것은 동일하기에 완전히 해결되는 것이 아니다.

결국 질병 중심의 의학 모델로만 질병의 문제를 해결해보겠다는 것 자체가 분명한 한계가 있는 것이다. 이런 접근으로는 설사 모든 질병을 다 잘 치료할 수 있는 의학의 시대가 온다고 한들 사회 전반적인 질병 부담은 전혀 줄어들지 않는다. 실제로 '악성 흑색종'만 해도 '면역항암제'로 대표되는 획기적인 치료제의 개발을 비웃듯이 계속해서 전 세계적으로 그 발생률은 증가하고 있는데, 우리나라 역시도 2000년대 이후 더욱 가파르게 환자 수가 증가하고 있다.

그리고 근본적으로 개선되지 않는 질병의 문제로 인한 사회적 비용은 고스란히 의료의 산업적 측면에서의 성장만을 유도하고 있는 것이다. 2015년 지미 카터 전 미국 대통령을 통해 전 세계

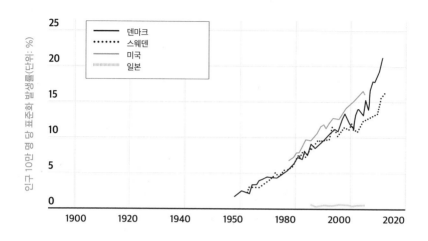

그림 4-2 세계 각국의 악성 흑색종 연령 표준화 발생률

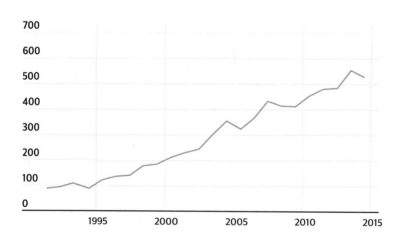

그림 4-3 한국의 신규 악성 흑색종 환자 수(단위: 명)

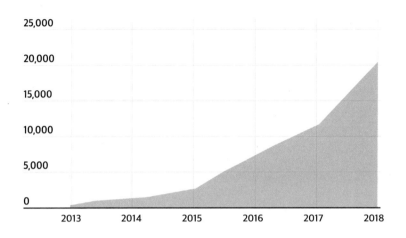

그림 4-4 전 세계 면역항암제 매출의 증가(단위: 100만 달러)

적으로 톡톡한 홍보 효과를 누린 '면역항암제' 시장은 무려 이후 5년 만에 22배 이상의 성장을 기록하며 무섭게 확대되고 있는 추세이다.

물론 그렇다고 해서 이러한 의료 산업의 성장을 무조건 부정적으로만 바라보자는 이야기를 하려는 것은 아니다. 새로운 치료제의 개발과 질병 중심 의학의 분명한 성과들도 지나치게 과소평가해서도 안 된다. 다만, 지나치게 이러한 의료 중심의 방향성에 우리의 미래를 의지하고 있지 않냐는 지적이다. 우리는 분명 질병의 문제에 있어서 사회와 개인의 역할을 지나치게 과소평가하는 경향이 있다. 사실은 1장에서 살펴보았듯이 사회 전반의 건강

상태 개선에 오히려 사회와 개인의 노력이 의학의 발전보다 더
주요하게 작용하는 측면이 있는데도 말이다.

우리가
변해야 하는 이유

변화는
개인으로부터 시작된다

우리는 특히 만성질환의 문제에 있어서 만큼은 자신의 문제가 더 이상 의료에만 의지해서는 근본적으로 해결되기 어렵다는 것을 자각하고, 좀 더 스스로 책임감을 가지고 자신의 건강을 돌볼 필요가 있다. 현재의 의료 시스템은 병이 진행되어 '질병'으로 진단되는 단계까지 상황이 악화되어야 비로소 의료적 처치가 이루어진다. 게다가 이러한 의료적 개입은 대부분 '질병' 수준에서만 다루어지기에, 많은 경우 만성질환의 근본적인 해결책이 되지는 못한다. 만성질환은 그 과정이 되는 '아건강' 상태가 존재하며, 문제의 뿌리는 대부분 '질병'으로 진단되기 전부터 존재한다.

이에 따라 현대 의학은 절대적으로 질병을 관리하는 독점적 체계라기보다는 각 사람들이 이러한 질병의 문제를 잘 해결할 수 있게 도와주는 조력자와 같은 역할을 하고 있다고 보는 것이 더 맞다. 설사 의학을 통해 당장의 급한 '질병'의 문제를 해결했다고 하더라도, 추가적으로 또 다른 질병의 발생이나 재발을 막는 것은 어디까지나 환자의 몫인 것이다. 이는 우리가 더 이상 소파에 누워서 어느 날 뉴스를 통해 "의학이 모든 질병을 정복하는 데 성공했습니다"라는 소식이 들려오기만을 기다려서는 안 된다는 의미이다.

개인의 건강 관리 문제를 구체적으로 언급하려면 아마 추가로 책을 몇 권을 써야 할 만큼 많은 내용을 다뤄야 할 것이다. 그리고 세상에는 이미 수많은 전문가와 책들, 또 정보가 넘쳐나고 있다. 따라서 여기서는 이러한 부분들은 일단 각자의 숙제로 남겨두려 한다. 다만 다시 한번 강조하고 싶은 것은, 나의 건강은 결국 내가 책임져야 하는 문제이지 누군가 나타나서 마법과도 같은 간단한 해법으로 내 모든 문제를 하루 아침에 해결해주지는 않는다는 것이다

개인의 건강 관리에서 중요한 출발점은 결국 왜 내가 건강해야 하는가에 대한 이유를 찾는 것이다. 그리고 만일 진정 그 이유를 찾게 된다면 누구라도 분명 그 목표 지점을 향해 좀 더 맹렬히 노력하게 되어 있다. 예를 들어, 사람들이 보통 다이어트가 힘들

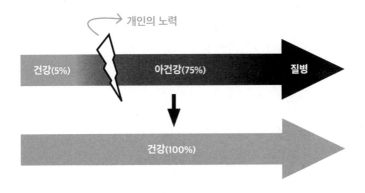
그림 4-5 아건강 단계에서 스스로를 관리하면 진정한 의미에서 건강을 지킬 수 있다.

다고 말한다. 그러나 다이어트에 성공한다면 1억 원이든 얼마가
되든 원하는 만큼 큰 상금을 주겠다고 하면 아마 더 많은 사람들
이 다이어트에 성공할 것이다. 그만큼 중요한 것은 방법 그 자체
보다 이유라는 말이다. 최근에는 특히나 스마트폰의 보급과 유튜
브 등 각종 정보 채널의 확산으로 그 어느 때보다 다양한 분야의
정보를 얻기 쉬운 시대가 아닌가. 그렇기에 이 시대를 살아가는
현대인의 건강 관리에서는 더욱이 정보 그 자체보다 스스로를 돌
봐야 한다는 자각과 이유가 중요하다고 할 수 있다.

사실 개인의 건강 문제는 결국 개인만의 문제가 아닌 한 가
족과 사회, 나아가서는 온 인류의 문제이기도 하다. 그리고 각 개
인의 건강 관리는 거꾸로 사회 전반적인 변화를 야기할 힘도 가
지고 있다. 오늘날 자본주의와 민주주의로 대표되는 사회 구조는

각 개인의 삶과 소비형태가 하나의 의사 결정 모델로 작동한다. 따라서 각 개인의 변화는 사회 전체를 움직일 힘을 가지고 있다.

사람들은 종종 자신들의 소비가 단지 물건을 구매한다는 정도의 의미로 끝난다고 생각하는 경우가 많은 것 같다. 하지만 사실 우리는 소비를 통해서 우리가 원하는 사회와 산업구조를 계속해서 선택하고 있다. 예를 들어, 우리가 어떠한 불량 식품을 많이 소비한다면 우리는 자연스럽게 '불량 식품' 산업을 지지하는 투표를 하고 있는 것이고 우리의 후손들에게 그러한 사회를 물려주고 싶다는 의사 표시를 하는 것이 된다. 담배를 피운다는 것은 단순히 나의 기호로 담배를 피우는 데 그치는 것이 아니라 내가 현재의 담배 산업을 지지하고 후손들에게도 흡연 문화를 물려주고 싶다는 이야기라는 것이다.

결국 의료 문제에 있어서도 우리가 지금처럼 제약회사로 대표되는 의료 산업과 관련 종사자들의 배만 불려주는 의료 소비자로 남을 것인지, 아니면 조금 더 능동적인 소비자로 사회 전반의 건강 상태를 개선하는 새로운 움직임을 만들어낼 것인지는 전적으로 우리의 선택에 달려있다. 지금처럼 의료 산업에 종속된 형태의 삶을 유지하고 스스로의 건강 문제를 방치한 채 살아갈 것인가? 아니면 나의 가장 사랑하는 사람들이나 후손들이 좀 더 나은 의료 시스템에서 좀 더 안전하게 건강의 문제를 보호 받기를 원하는가? 우리의 선택이 후자라면, 의료의 소비에 있어서도 이제 달라질 때가 된 것이다. 우리는 좀 더 근본적인 해법이 되는 의료 시스템을 지지하고, 그러한 산업 구조를 발전시키며 궁극적으로 질병의 크기가 줄어드는 의료 시스템을 만들 필요가 있다. 이는 단지 기도를 한다거나 돌에 새긴다고 해결될 문제가 아니라 각자가 자신의 삶과 소비에 대해서 실제적인 책임 의식을 가지고 움직일 때 만들어질 수 있는 변화이다.

우리는 조금 더 건강한 식품을 생산하는 사회를 지지할 수 있으며, 조금 더 건강한 의료를 추구하는 의료 문화를 만들어낼 수 있고, 조금 더 사람도 자연도 모두 안녕安寧한 세상을 만들어나갈 수 있다. 실제로 오늘날 우리가 누리는 전반적인 건강 수준의 향상도 의료의 발전보다는 오히려 이러한 전반적인 사회와 각 개인의 성장 덕분인 것을 알아야 한다. 결국 모든 움직임의 시작은 개인으로부터 출발하는 것이기에, 지금부터라도 깨어 있는 개인으로서 우리의 의료 현실을 직시하고 적어도 나와 가족만이라도 지킬 수 있는 실전적인 노력들을 하나씩 실천해나갈 필요가 있다. 우리는 그렇게 무기력하지 않다. 그리고 이러한 노력들이 모이다 보면 결국은 언젠가 전체 시스템까지 움직일 수 있는 큰 힘이 생기게 될 것이다.

사회는 좀 더 효율적인
의료 시스템을 고민해야 한다

개인들의 움직임에 더해 사회적 차원에서도 좀 더 근본적인 노력
이 필요하다. 앞서 살펴본 것과 같이 현대 사회는 가뜩이나 질병
의 문제로 손실되는 비용이 어마어마한데 거기에 더해 의학 연구
에 있어서도 쓸데없이 낭비되는 자원이 생기고 있다. 어쩌면 우
리 사회는 플렉스너 보고서 이후로 만들어진 현대의 의료 시스템
전반을 지지하기 위해 너무 많은 비용을 부담하고 있는지도 모
른다.

점점 더 증가하는 만성질환 사회에서 우리는 현대 의료 시스
템을 지지하기 위해 오히려 '질병 중심의 의학관'을 가진 의료를
지지하고 있다. 그러한 의료에 우리의 건강 문제를 지나치게 기
대하고 있고, 그 연구에 있어서도 '연구 자체를 위한 연구'로 대표
되는 쓸모 없는 자원 낭비를 만들어내고 있다. 우리의 의료 시스
템은 그렇게 전반적으로 목적 의식이 왜곡되어 있는 것이다. 이
는 마치 우리의 교육 시스템이 시험을 위한 시험 공부를 한다는
비판을 받는 것과 같다. 오늘날 우리 사회는 의료를 비롯한 사회
시스템 전반의 근본적인 목표 의식 재고가 필요한 상황일지도 모
른다. 물론 과학적 엄밀성을 기한다거나 끊임없는 투자와 시행
착오를 겪는 것은 중요한 일이고 필요한 일이지만, 투여할 수 있

는 자원과 시간은 한정되어 있지 않은가. 우리는 한정된 자원 안에서 최대한 근본적이고 중요한 문제부터 해결해나가야 한다.

세계적인 투자개발회사의 대표이자, 미국 내에서만 130만부 이상 팔린 베스트셀러《원씽 The One Thing》의 저자인 개리 켈러 Gary Keller와 제이 파파산 Jay Papasan은 어떤 문제를 해결하려고 할 때 '우리가 할 수 있는 단 하나의 일' One Thing, 특히나 '그것을 함으로써 다른 모든 일들을 쉽게 혹은 필요 없게 만들 일'을 먼저 하라고 이야기하였다. 그리고 질병의 문제에서 우리가 해결해야 할 '단 하나의 일'은 '의료'의 발달이 아닌 '사회 환경'과 '생활 습관'과 같은 질병 전 단계(아건강) 상태에서의 조절인 것이다. 대부분의 만성 질환은 아건강 상태에서 조절하면 그 뿌리부터 문제를 해결할 수 있다. 그리고 이처럼 예방 의학적인 문화가 발달하면 지금처럼 이미 만연해버린 질병 문제를 해결하려고 사회적 차원에서 수많은 비용 부담과 노력을 기울이지 않아도 되지 않은가.

예를 들어, 아토피는 분명 산업화와 환경의 변화에 따라 점차 증가하고 있는 환경성 질환인데, 한 조사에 따르면 2026년이면 전 세계 아토피성 피부염 치료 관련 시장 규모는 1,793억 달러(약 209조 원)를 형성할 것으로 전망된다고 한다.[4] 여기에는 관련 연구에 투입되는 각종 연구 자본, 인력, 인프라 등 추가적인 예산이 빠

---

4 "글로벌 아토피 시장 2026년 209조로 성장…레오파마 사들인 JW1601 주목", 〈매일경제〉.

진 규모이니, 실제 관련 업계 모두에 소모되고 있는 비용을 계산하면 아마 이보다 훨씬 더 클 것이다. 하지만 이처럼 아토피라는 문제에 대한 새로운 산업적 수요를 만들어내서 거기에 또다시 소비적인 흐름을 창출하기 위해 막대한 비용을 소모하는 방식이 아니라, 오히려 이러한 비용들을 좀 더 근본적인 사회 환경의 문제나 산업 구조 자체를 개선하는 방식으로 활용한다면 어떻겠느냐는 것이다.

실제 2021년 많이 증액되었다고 하는 우리나라의 환경부 전체 예산도 11조 원 정도밖에 되지 않는다. 아마 전체 질병 중 환경 문제와 관련한 질환에서 생긴 시장 규모와 투자 규모는 환경부의 전체 예산 규모도 훨씬 초과할 것이다. 결국 사회 환경이나 먹거리 문제 등 오늘날 아토피와 같은 만성질환의 증가를 유도하고 있는 요인들은 그대로 둔 채 말단에 해당하는 치료제 시장과 관련 연구 분야에 투자한다고 한들 근본적인 대안이 되기 어렵다는 말이다. 이런 상황이야말로 어찌 보면 말 그대로 '병 주고 약 주고' 하는 식의 무한 소비시장 구조를 만드는 방식인지도 모른다. 어떤 이들은 심지어 자녀의 아토피 문제로 캐나다나 하와이 같은 곳으로 이민을 간다고 하고 그곳에서는 아토피 없이 잘 지낸다고 한다. 그렇다면 문제해결을 위해 투자해야 하는 곳이 어디인지 명확히 보이지 않는가.

우리는 1장에서 고령에서도 심혈관 질환이 나타나지 않는

1970년대 이누이트(에스키모) 사례와 의사가 필요 없었다고 하는 1930년대 뢰첸탈 계곡 그리고 오늘날 암과 치매가 거의 없는 장수 지역 블루존과 같이 질병의 부담 자체가 절대적으로 줄어든 사회 모델과 가능성을 확인하였다. 오늘날 심각한 질병 부담 비용과 파생되어 나타난 관련 산업들에 소비되는 막대한 비용들이 좀 더 근본적인 문제들을 해결하는 데 쓰인다면 어떻겠는가. 이처럼 효율적인 자원의 분배와 투자 그리고 21세기의 눈부신 기술 발전들이 힘을 합친다면, 지금보다 더 나은 의료와 건강한 사회 환경이 만들어질 수 있지 않을까?

지금의 우리 사회는 각 개인도 그렇고 사회 구조도 그렇고 마치 모든 현대 산업사회의 노력으로 창출한 소득을 결국은 고스란히 의료 산업으로 이전하는 듯한 모습을 보일 때가 많다. 마치 앞서 예로 든 '흑색종' 환자들이 평생을 모아온 돈으로 마련한 집을 결국은 '면역항암제' 치료를 받기 위해 팔고 병원비로 전부 지출하게 되는 것처럼 말이다. 그러니 오죽하면 모든 수험생들이 그렇게 의사가 되려고 애를 쓰겠는가. 우리의 사회 시스템은 어떻게 보면 한마디로 의료 산업을 위해 존재하는 것이 아닌가 싶은 생각이 들 정도로 비효율적으로 운영되는 측면이 있다. 하지만 이러한 방식은 결국은 아무도 승자가 없는 방식이 될 것이다. 왜냐하면 결국은 이러한 구조 안에서 성장하는 병원 종사자나 의료 산업 관련자, 기업가들도 결국은 언젠가 질병의 문제를 마주할 것이며, 그들의 사랑하는 사람들도 질병의 위협으로부터 자유로울 수 없을 것이기 때문이다.

더 나은
의료

깨어진 의학의 조각들

의학 자체의 문제에 있어서는, 의료인들이 이제는 좀 더 '메타인
지'(Metacognition: 자신이 아는 것과 모르는 것을 자각하는 것)라 불리는 스스
로와 자신들의 의학을 객관적으로 바라보는 태도를 가지고 겸손
한 마음으로 서로 간의 협력을 도모해야 할 때가 된 것 같다. 물론
이는 쉽지 않은 문제이지만, 적어도 이런 움직임이 필요하다는
것을 인식하는 것만으로도 분명 큰 도움이 될 수 있다.

2장에서 살펴보았듯이 현대 의료 체계의 헤게모니를 장악하
고 있는 '현대 의학'마저도 그 자체로 완벽한 의학 체계는 아니다.
어떻게 보면 특정한 편향된 방향성을 가지고 있는 또 다른 의학
의 한 형태일 뿐이라고 볼 수도 있다. 마찬가지로 현대 의료 체계

중심에서 밀려난 '동종요법', '절충의학', '한의학' 등과 같은 이 세상의 수많은 다른 의학 체계들도 그 각자가 모두 편향된 방향성을 가지고 서로의 장·단점을 보완할 수 있는 또 다른 의학의 파편들인지도 모른다. 결국은 모든 의학들은 각자 스스로 치우친 바가 있는 것이고 우리의 의학이 좀 더 완전한 의미에서 '질병'의 문제를 다루는 대안이 되겠다면 이 모든 의학의 파편들이 만나 그 당시로서 존재할 수 있는 가장 이상적인 형태의 통합적인 의학의 조합을 구현할 필요성이 있다.

예를 들어, 당장 앞서 살펴본 '악성 흑색종'의 사례만 하더라도, 이미 '면역항암제'로 대표되는 현대 의학의 새로운 항암 요법이 개발되기 한참 전인 1977년에도 또 다른 치료법으로 말 그대로 암을 완치해낸 사례자가 존재했었다.《암 승리자Cancer Winner》라는 책을 통해 세상에 알려진 이 주인공은 미국의 평범한 여성이었던 재키 데이비슨Jaquie Davison이라는 사람으로 1974년 8월 이미 온 몸에 퍼진 말기 '악성 흑색종' 진단을 받고 이듬해인 1975년에는 3주 정도의 여명을 예상하고 죽음을 기다리고 있던 상황이었다.

그녀는 당시 현대 의학의 표준 치료가 생존의 희망을 제공하지 않았기에 이 모든 치료를 거부하고 자연 치유를 선택한 상황이었다. 당시 그녀가 활용한 자연 요법은 '거슨 요법'이라고 불리는 독일의 의사 막스 거슨Dr. Max Gerson이 만든 식이 요법 중심의 치료 프로그램이었다. '거슨 요법'은 다행히 그녀에게 성공적으로 작동하여서 그녀는 이후 빠르게 건강을 회복하고 일상 생활로 복귀하였는데, 그녀는 이러한 내용을 1977년《암 승리자》라는 책으로 출간하여 자신의 경험담을 사람들에게 전하였다. 그리고 그렇게 건강하게 생존해낸 재키는 2013년 75세가 된 해 심장 마비로 사망하기까지 일상을 누렸다. 무려 1974년 첫 진단 당시 말기 암 상태에서 37년이나 건강하게 생활하다가 생을 마감한 것이다. 그리고 심지어 이러한 '악성 흑색종' 등 4기 암환자들의 치료 사례는 막스 거슨의 보고서에 추가로 더 많이 보고되어 있다.

현재 국내에도 이미 이런 사례들은 많이 있다. 2013년 JTBC에서 방영된 한 프로그램에는 4기 담낭암 진단을 받고 항암 치료도 거부한 채 자연 요법을 시도한 한 사례자가 나온 적이 있었다. 해당 사례자는 1995년 4기 담낭암 진단을 받고 담낭 절제술만 시행한 채 병원을 퇴원해서 각종 약초와 식이를 활용한 자연 요법으로 암을 완치한 경우였다.[5] 그는 4기 암 진단을 받은 지 20년 가까이 지난 방송 당시까지 건강하게 일상을 누리는 자신의 건강법을 시청자들에게 설명해주었다. 어디 이들뿐이겠는가? 세상에는 정말 수많은 사람들이 오늘도 수많은 다른 치료법으로 자신의 크고 작은 문제들을 해결하는 경험들을 실제로 하고 있다. 다만 이

---

5   JTBC 〈신의 한 수〉, 53회, 2013년 9월 25일 방영분.

러한 것들은 '면역항암제'의 개발과 같이 주요한 스포트라이트를 받지 못하고 있으며, 자본의 지원을 받지 못하니 검증을 통해 적극적으로 활용될 수도 없는 상황에 처해있는 것일 뿐이다.

지미 카터의 소식은 단지 '면역항암제' 치료 직후에 암이 사라졌다는 것만으로도 마치 모든 말기 암을 완치할 수 있는 치료제가 개발된 것과 같이 온 세상을 떠들썩하게 했지만, 그보다 30년이나 전에 이미 3주 여명을 남기고 '악성 흑색종'을 극복한 재키 데이비슨과 같은 사람은 37년간이나 암 진단 후에 실제로 건강하게 생존했지만 의학계와 언론의 큰 주목을 끌지 못한 것이다.

좀 더 효율적인 의료, 의학의 바벨탑

세상에는 분명 다양한 의학적 접근 방법들이 각각의 장단점을 가지고 실제 치료적 현상을 만들어내며 존재하고 있다. 그리고 이들은 대부분 앞서 2,3장에서 설명했듯이 '검증 되지 않은 치료법'들이라기보다는 '검증 받지 못한 치료법들'이라고 보는 것이 더 맞을 것이다. 즉, 현대 의학과 같이 주류 시스템을 장악하며 자본과 정책의 지원을 받지 못한 것이다. 그리고 때로는 그 자체로 복잡한 천연물을 다룬다거나 그 치료 방법과 도구적 특성 등으로

그림 4-6 **현대 의료 체계**

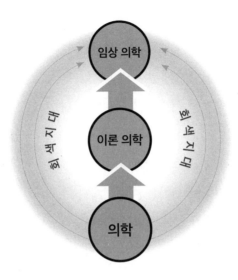

인해 현재의 과학 수준에서 검증하기가 어려운 부분들이 존재하기도 한다. 하지만 그렇다고 이 모든 인류의 노하우들을 무조건적으로 배척하고 지금과 같은 현대 의학 중심의 의학 체계를 구축한다고 해서 그게 과연 올바른 대안이 될 수 있는 것일까?

위의 그림에서 보다시피 현대 의료 체계는 기본적으로 '플렉스너 보고서' 이후로 과학적인 의학을 표방하면서 의학의 방향성을 '이론 의학'을 중심으로 선택하고 발전해왔다. 즉, 과학적으로 연구되고 밝혀진 것, 이론화 과정을 거친 것만을 '의학'의 영역으로 인정하겠다는 것이다. 그러면서 기존의 수많은 다른 의학 체계들의 치료적 경험(임상 의학적 경험)들을 의학의 영역에서 제외시켜

왔는데, 이러한 접근 방식이 때로는 지나치게 비효율적으로 느껴질 때가 있다.

이는 마치 우리가 매일 먹는 식품들에 대해서 그 성분과 기전이 과학적으로 완전히 밝혀지지 않았고 근거가 충분하지 않기 때문에 먹어서는 안 된다는 것과 비슷하다. 이런 식으로 접근하면 음식에 있어서도 우리가 먹을 수 있는 것은 산업적으로 연구를 통해 제품화된 것들만 남게 된다. 즉, 공장에서 나온 식품들이나 영양제만 먹어야 한다는 이야기이다. 우리가 먹는 자연의 음식들은 대부분 복합 성분의 천연물로 아직도 밝혀지지 않은 미지의 성분들이 수없이 존재하고, 우리 몸속에서 그 수많은 성분들이 복합적으로 정확히 어떤 기전을 하는지 밝혀진 것이 전혀 없다. 당연히 평생 어떤 식품을 먹었을 때 어떤 영향을 끼치는지도 정확히 밝혀진 것이 없다.

가끔 TV에서 토마토의 '라이코펜', 강황의 '커큐민'과 같은 특정 단일 성분을 설명하는 것은 우리가 흔히 들어보았을지 모르겠지만, 정작 토마토의 전체 성분이나 강황의 전체 성분이 각각 우리 몸속에서 어떻게 상호 작용하는지에 관한 이야기는 들어본 기억이 없을 것이다. 왜냐하면 현재의 과학은 이러한 천연물의 전 성분을 다 밝혀내지 못했고, 특히나 그 모든 성분들이 우리 몸속에서 복합적으로 어떤 작용을 하는지는 정확히 밝혀진 게 없기 때문이다. 따라서 현대 의료 시스템의 기준을 '식품' 문제에 적용하게 되면 우리는 강황에서 추출한 '커큐민'은 먹을 수 있어도, 강황은 먹을 수 없고, 토마토의 '라이코펜'은 추출해서 먹을 수 있어도, 토마토는 먹을 수 없게 된다. '강황'과 '토마토' 전체는 과학적으로 완전히 밝혀지지 않았기 때문이다. 우리가 '강황'과 '토마토'를 먹는 것은 우리가 가지고 있는 문화적 전통과 경험에 의한 것이지, 과학적으로 밝혀져서 안심하고 먹고 있는 것이 아니다.

또한, 현실적으로 각각의 식품들을 전체적으로 연구할 수 있다고 하더라도 이를 연구하는 데에는 천문학적인 비용이 든다는 것을 생각해야 한다. 심지어 사람들이 평생에 걸쳐 토마토를 먹으면 어떻게 되는지 장기 추적연구와 임상 시험까지 진행한다면 아마 전 세계의 식품을 과학화하는 것은 비용적인 문제로 불가능한 일이 될 것이다. 물론 의학과 식품의 문제는 다르지만, 만일 현재 의료 체계의 기준을 식품에 그대로 적용하면 위와 같은 문제가 발생한다는 이야기이다. 그리고 이 상황이 바로 실제 현재 의학에서 벌어지고 있는 일들이다. 2장에서 다룬 한의학, 절충의학, 동종요법 등 수많은 현대 의학 밖의 의료 체계들은 위와 같은 이유로 주류 의료 체계에서 배제되었다.

이렇게 모든 것을 과학적으로 정확하게 밝히고 현실에 적용하겠다는 취지 자체는 좋다. 하지만 이러한 접근이야말로 지나치게 '과학'을 하나의 절대적 가치로 삼은 또 다른 이상론일지도 모른다. 과학은 어디까지나 우리들의 삶을 풍요롭게 해주는 도구이지, 그 자체가 우리들의 목적이 되어서는 안 된다. '과학주의'라는 하나의 이데올로기를 지키자고 인류가 수천 년에 걸쳐 쌓아온 그간의 질병에 대한 수많은 노하우를 모두 폐기해버리자는 것이 과연 효율적인 대안이 될 수 있을까? 심지어 과학은 그 자체로 완전한 것도 아니어서 모든 현상을 분석할 수 있는 것도 아니며, 지속적으로 논의해온 바 많은 비용을 요구하기에 필연적인 투자 자원의 한계가 발생한다.

맹목적으로 현재의 의료 체계를 지지하는 사람들이 주장하듯이 현대 의학 이외에 존재하는 수많은 인류의 노하우를 모두 폐기하는 것은 마치 인류가 그동안 잘 먹어왔던 모든 음식들을 다 포기하고 오직 공장에서 검사를 통해 제품화되어 나온 식품만 먹겠다는 발상하고 비슷하다. 물론 이런 방식으로 접근해도 하나씩 밝혀지는 식품들이 늘어남에 따라 먹을 수 있는 음식이 늘어날 수는 있지만 이러한 접근이 과연 한정된 자원과 지식으로 살아가는 인류에게 효율적인 문제 해결 방식이 될 수 있을까? 그렇다고 19세기에 그랬듯이 서로 다른 의학과 의사들이 무분별하게 자신의 주장만을 펼치는 혼돈의 상태로 다시 돌아가야 한다는 과격한 주장을 하는 것은 아니다. 다만, 우리는 여기서 우선 이 모든 것을 질서 있게 아우르는 새로운 방식의 의료 체계와 절차를 고민하는 것이 좀 더 효율적이지 않겠느냐는 것이다.

항상 모든 상황에서 지금의 주류 현대 의학이 절대적으로 환자에게 유리할 수는 없다. 이미 세상에는 현대 의학적으로 치료가 안되던 자신의 문제를 수많은 다른 방법으로 해결한 문화적 증인들이 존재하며, 이들의 경험 중에는 꽤나 체계적인 것들도 다수 존재한다. 차라리 의료를 좀 더 '임상 의학적 가치'에 준해 조정하고, 이러한 모든 인류의 경험들을 좀 더 체계화하고 잘 활용할 수 있는 방안을 생각하는 것이 당연히 우리에게는 좀 더 효율적인 의료 시스템이 되지 않겠는가?

본래 항상 진실에 다가가는 방법은 '연역'보다는 '귀납'이 유리하다. 즉, 흔히 말하듯이 백 마디 말보다 한 번의 경험이 낫다는 것이다. 눈 앞에 보이는 사과의 맛이 어떨까를 놓고 아무리 이론적으로 고민하고 실험을 한다고 해봐야 한번 사과 맛을 직접 보는 것만큼 빠르고 효율적일 수는 없다.

다시 한번 2장에서 '이론 의학'과 '임상 의학'에 대해 설명한 내용들을 떠올려보라. 분명 '이론 의학'은 연역적인 특성이 강한 방법이고 '임상 의학'은 귀납적인 특성이 강한 방법이라고 했다. 즉, 많은 인류의 경험 의학적 지혜들은 한마디로 '어떻게 하면 어떤 환자들이 낫더라'라는 귀납적인 경험들을 가지고 있는 것이다. 여기에는 다소 이론적 엄밀성이 부족할 수는 있다. 그렇다고 해서 계속해서 반복되는 사례가 나오는 경험 자체를 부정해서는 안 된다. 현대 의료 체계는 지나치게 '이론 의학'적 성향을 강하게 표방하면서 귀납적 접근의 효율성을 무시해왔다. 물론 그렇다고 이

그림 4-7 **올바른 의학의 방향성**

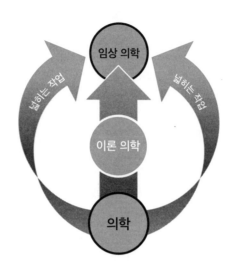

론이나 연역적인 방법들이 중요하지 않다는 것이 아니다. 당장 현실적인 문제로 인해 우리는 무엇이 효율적인 대안이 될지 다시 생각해봐야 한다는 것이다.

분명 사과의 맛을 과학적으로 분석하고 혀의 감각에 대한 분석까지 끝을 내서 맛을 판단하는 것과 당장 직접 사과 맛을 보는 것은 효율성 면에서 큰 차이가 있다. 세상에 존재하는 수많은 의학적 노하우들을 단지 현대 의학의 기준에 부합하지 않는다고 폐기하는 것이 아니라 어떻게 하면 이것들을 좀 더 질서 있게 조합할 수 있을지를 연구하는 것이 훨씬 더 효율적일 수 있다는 이야기이다. 이는 어떻게 보면 어렴풋이나마 많은 사람들이 이미 생각하고 있는 내용일 텐데, 사람들은 대부분 의사와 한의사와 같은 다른 의료인들끼리 싸우기보다는 협력하기를 바라고 있다. 세상에 존재하는 또 다른 좋은 노하우가 있다면 어떤 식으로라도 의료 안에서 많은 사람들이 혜택을 볼 수 있기를 기대하고 있다. 어쩌면 유독 당사자인 의료인들만 이러한 바람에 반하여서 독불장군처럼 생각하고 있는 것인지도 모른다.

결국은 사람이 하는 일들은 각 사람이 장단점이 존재하고 각자 치우친 바가 존재하듯이, 어느 부분에서든 불완전한 부분이 생길 수밖에 없다. 즉, 이 세상에는 결국 완전한 개인이 존재할 수 없으니 완전한 단일 집단도 존재하기 어렵다는 것이다. 우리가 살고 있는 지구상 생태계 자체가 원래 그러하다. 결국은 애초에 세상은 다양한 특성을 가진 다양한 생명체들이 존재하면서 때로는 서로 경쟁하고 협력하며 조화를 이루고 살아가도록 설계되어 있는지도 모른다. 그리고 실제로 하나의 종만 존재해서는 세상이 정상적으로 유지되기 어렵다. 심지어 투쟁에서 살아남은 하나의 종마저도 혼자서는 존재하지 못하는 것이 우리가 살고 있는 생태계의 모습이 아닌가. 결국 의학도 가장 이상적인 모습을 구현하려면 각기 다른 의학들이 조화로운 생태계를 이뤄야 한다. 우리에게 잘 알려진 바벨탑의 신화 내용을 살펴보면 이에 대해 통찰력을 얻을 수 있다고 본다.

바벨탑 신화는 사람들이 모두 힘을 합쳐서 하늘에 닿도록 탑을 쌓아 '신'에게 도전하려 하자, 인간들의 협력에 위협을 느낀 '창조주'가 사람들의 언어를 다 다르게 만들어버려서 인간이 서로 힘을 합치지 못하게 하고 전 세계로 흩어지게 만들었다는 성서 속의 신화이다. 그리고 이를 뒤집어서 해석하면 사람들이 하나의 온전한 목표를 놓고 협력하면 '신'으로 표상되는 '완전함'에 도달할 수도 있다는 이야기이기도 하다. 그래서 의학에 있어서도 결국은 협력만이 '완전함'을 추구하는 길이란 것이다. 현재 세상에 존재하는 수많은 의학적 접근 방법들을 바벨탑 신화에 나오는 사람들의 각기 다른 언어라고 한다면, 우리가 이러한 언어의 장벽을 극복하고 서로 협력하게 되면 다시 하늘에 닿도록 바벨탑을 쌓을 수 있지 않을까.

물론 우리가 그렇다고 '신의 영역'에 도전하자는 것이 아니라, 어차피 질병의 문제는 결국 적어도 방향성만큼은 '완전함'을 추구해야 근본적으로 올바른 길을 찾을 수 있기에 현실적인 어려움이 있더라도 방향성과 방법론만큼은 올바로 잡고 가야 하지 않겠느냐는 것이다. 의료인들이 서로 바벨탑 신화에 나오는 사람들처럼 다른 언어를 가지고 흩어져 싸우기만 한다면 우리는 결코 하늘에 닿도록 의학의 탑을 쌓을 수 없다. 하지만 의료인들이 서로의 장·단점을 인정하고 겸손한 마음으로 '질병의 퇴치'라는 순수한 목적을 향해 협력한다면 의학의 모습이 분명 지금과는 달라질 수 있을 것이다.

의료가 변해야 할 부분들

의학, 너 자신을 알라

그런 의미에서 '너 자신을 알라!'라는 말로 유명한 소크라테스의 격언이야말로 이러한 문제를 마주하는 의료인들에게 시사하는 바가 있다. 소크라테스는 어느 날 세상에서 가장 지혜로운 사람이 자신이라는 델포이 신탁을 받고 당황하게 되는데, 소크라테스는 자신보다 지혜로운 사람이 세상에 많을 것이라는 생각으로 그들을 직접 찾아 나선다. 그렇게 그는 당시에 가장 존경받는 정치인, 시인, 장인 등을 찾아가 신탁이 잘못되었음을 증명하려 하였는데, 때마다 어찌된 일인지 그는 오히려 당시 지식인들에게 번번히 실망만 하게 된다.

이유는 그가 만난 사람들이 하나 같이 자기 분야에 조예가 깊다는 이유로 자기가 모르는 분야에 대해서도 안다고 생각하고 틀린 말들을 하면서 자신이 가장 지혜롭다고 주장했기 때문이다. 소크라테스는 이에 '평판이 좋은 사람들이 오히려 가장 부족해 보였고, 반대로 하찮게 평가받는 사람들이 더 분별력 있어 보인다'라는 결론에 도달하게 된다. 그리고 오히려 소크라테스 본인은 '자신이 잘 모른다는 것을 알기에 가장 지혜롭다'라는 신탁을 받게 된 것을 알게 되는 것이다.

소크라테스의 일화처럼 의료인들도 역시 각자의 분야의 전문가로서 자신의 한계를 인식하고 타 분야를 존중할 필요가 있다. 적어도 자신이 해당 분야에 대해 정말 심도 있게 깊이 고민하고 연구한 것이 아니라면 함부로 타 분야를 성급하게 평가해서는 안 된다. 의료인들이 서로 잘 모르는 부분에 대해서는 결론을 유보하고 경청하는 자세를 가지게 된다면 어찌 협력이 궁극적으로 어려운 일이 되겠는가.

이러한 지적 겸손은 우리 모두 훈련을 통해 배양할 수 있다. 벤저민 프랭클린Benjamin Franklin도 역시 그의 자서전에서 "젊었을 때는 논쟁을 좋아했지만, 소크라테스의 심판에 관한 글을 읽고 성향이 바뀌었다"라고 고백한 적이 있다. 그는 지식인들이 지혜로운 사람으로 평가받는 것을 좋아하고, 모든 것을 설명하려고 나서다 보면 결국 남들이 가르쳐주었을 많은 것들을 오랫동안 모른 채 살아가게 된다고 경고하기도 했다.

프랭클린은 이처럼 지식인들의 교조적인 태도에 일종의 알레르기 반응을 보일 정도로 신중한 의사 결정을 하는 것으로 유명했다. 1787년 9월 17일에 있었던 프랭클린의 유명한 헌법안 지지 연설[6]에는 프랭클린의 이러한 태도가 잘 드러나 있다.

"솔직히 말씀드리자면, 이 헌법에는 저도 현재로서는 찬성하지 않는 부분이 몇 군데 있습니다. 하지만 앞으로도 절대 찬성하지 않으리라고는 장담할 수 없습니다. 제가 오랜 세월 살아오면서 맞닥뜨린 중요한 문제에서 더 나은 정보를 얻거나 더 깊이 고민한 끝에 한때 옳다고 생각했던 견해를 바꿀 수밖에 없었던 경우가 많았습니다. 그러다 보니 나이가 들수록 제 판단은 의심스러워지고 다른 사람의 판단을 더 존중하게 되더군요. …(중략)… 이곳 참석자분들 중에 여전히 그렇게 생각하지 않을 분도 계실 수 있지만, 이번에는 모두 저와 함께, 나는 절대 틀리지 않는다는 생각을 의심해보고, 이 문서에 각자 이름을 올려 우리가 만장일치로 합의했음을 분명히 보여주었으면 하는 게 제 바람입니다."

리차드 파인만도 역시 이러한 종류의 지식인으로 빼놓을 수 없는 대표적인 인물이다. 그는 자신의 한계를 인정하는 데 조금도 부끄러움이 없었고, 그의 지적 겸손은 많은 사람들에게 환영받았던 것으로 유명하다. 그는 실제로 "의심, 불확실성, 무지를 달

---

6   김상기, "벤자민 프랭클린의 헌법안 지지 연설"(1787년 9월 17일), 《월간조선》, 2000년 4월호.

고 사는 건 어렵지 않습니다. 틀릴 수 있는 답을 가지고 살기보다 아무것도 모른 채 사는 게 훨씬 더 재미있다고 생각합니다. 내 답은 항상 근사치이고, 내 믿음은 그럴 수도 있다는 식의 믿음일 뿐이고, 확신하는 정도도 대상마다 다 다릅니다. 나는 어느 것도 절대적으로 확신하지 않습니다" 라는 말을 하였다. 그는 아인슈타인 이후 최고의 천재로 평가받는 사람이지만 스스로 '부족한 지능'에서 출발하였다고 말하였고, 다만 그 지능을 지적 겸손을 가지고 가장 생산적인 방식으로 활용하고 계속해서 사고력을 키우고 확장했다.

하지만 3장에서 살펴보았듯이 현대의 엘리트 교육의 현실은 사실 이러한 지적 겸손을 제대로 훈련시키지 못하고 있다. 이에 따라 서로 다른 의료 엘리트 간의 갈등은 어떤 면에서 필연적이라 할 수도 있는 것이다. 그리고 이는 어쩌면 단지 '겸손'으로 대표되는 도덕적 훈계로 해결할 상황이 아닌 '의사'라는 직업 자체의 성격과 의학 교육 시스템 자체에 변화가 필요한 문제일 수도 있다.

새로운 의료 제도:
통합의학을 넘어서

최근에는 그나마 다양한 '임상 의학'적 노하우들을 정식 의료 체계 내에 품고자 전 세계적으로 '통합의학'Integrative medicine과 같은 새로운 움직임이 점차 확대되고 있는 추세이긴 하다.

실제로 미국의 존스 홉킨스, 엠디 엔더슨과 같은 주요 선두 병원들은 일찍이 2000년대부터 '통합의학 센터'를 설치하였으며, 여기에서는 침술, 약초(허브), 영양처방, 마사지, 호흡, 명상, 요가 같은 다양한 치료들을 환자들 관리에 접목하고 있다. 그렇게 미국에서는 전체 성인의 30~40% 정도가 현대 의학 이외의 이러한 다양한 치료들을 1년 중에 1번이라도 받는 것으로 나타나 있고, 스웨덴이나 영국 같은 곳은 좀 더 적극적이어서 전체 성인의 약 50% 정도가 보완대체의학 치료를 받는 것으로 나타났다.

2018년에는 좀 더 나아가서 가장 보수적인 미국 의료 단체 중 한 곳이라고 할 수 있는 미국 임상 종양 학회(ASCO: the American Society of Clinical Oncology)에서 공식적으로 유방암 환자에 대한 통합의학 보조 요법으로 침술, 요가, 명상 같은 것들을 가이드라인 상에 승인하기까지 했다. 실제로 암환자에 대한 이러한 통합의학적인 치료가 적절히 잘 이루어진다면 당연히 삶의 질을 개선하고 생존기간을 연장하는 등 기존 치료에 더한 추가적인 치료 효과를

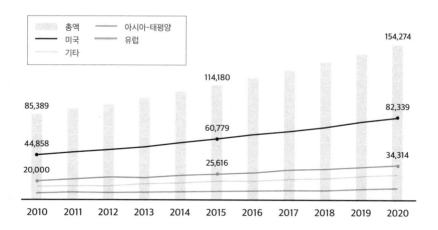

그림 4-8 전 세계 통합의학 현황(단위: 10억 달러)

기대할 수 있게 된다.

2007년에는 미국의 전국 의과대학생들을 대상으로 이러한 '통합의학'에 대한 의대생들의 인식을 조사한 적도 있다. 그리고 조사 결과, 응답자의 대다수를 차지하는 84%가 현대 의학 이외의 '보완대체의학'에 기존 의학에 도움이 될 수 있는 신념, 아이디어 및 치료법이 포함되어 있다는 데 동의한다고 대답했다. 그리고 그중 77%는 의사도 기존 의학 외에 '보완대체의학'에 대해 알고 있어야 환자에게 더 많은 도움을 줄 수 있다고 답했으며, 74%의 학생은 기존 의학과 '보완대체의학'을 통합하는 의학 시스템이 기존의 현대 의학이나 각각의 보완대체의학 단독으로 존재하는 시스템보다 더 효과적일 것이라고 답했다. 이는 지금까지 이 책

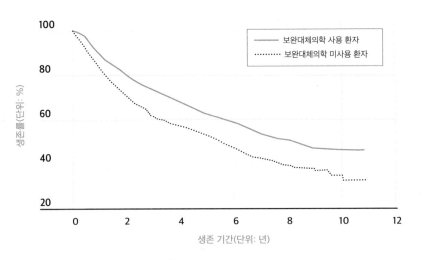

그림 4-9 **통합의학 치료를 통한 암환자의 생존기간 연장**

에서 이야기한 바 기존에 존재하는 모든 '임상 의학'들을 포괄하
는 새로운 의료 시스템과 통합적인 의학 교육이 필요하다는 내용
과 일치하는 대목이다.

　이처럼 우리의 의료 체계도 느리지만 점점 더 나은 방향성을
찾아 움직이고는 있다. 하지만 이러한 '통합의학'마저도 그 내막
을 보자면 결국 수많은 치료법들을 '묻지마' 식으로 나열하여 '패
키지' 형식으로 판매하는 상황이기에 결국은 또 다른 '의료 시장'
을 만든 것일 뿐 효율적인 대안이 되고 있는 것 같지는 않다. 이는
그만큼 환자들에게 많은 비용 부담을 요구하기 때문이다. 예를
들어, 암환자에게 기존 현대 의학 치료 이외에 요가나 명상, 침 치

료나 허브, 영양제 처방을 한다면 이러한 통합의학적 항목이 늘어가면 늘어날수록 의료비 부담만 커지게 되어 있다. 또한 이 역시도 결국은 '현대 의학'이라는 기존의 시스템을 주축으로 소극적으로 주변부에 있는 치료법들을 말 그대로 '보완'하는 수준으로 활용하는 것이기에 결과값에 한계가 있을 수밖에 없다.

하지만 앞선 재키 데이비슨의 사례도 그렇고 세상에 보완대체의학을 활용하여 치료에 성공한 수많은 사례들은 그렇게 보완적인 의미로만 해당 치료들을 활용한 것이 아니다. 그래서 이에 나는 결국 의료인이라는 직업과 의학의 모습 자체를 좀 더 포괄적으로 유연하게 만들 필요가 있다는 생각을 하고 있다. 즉, 같은 '악성 흑색종' 환자가 오더라도 이 환자에게 '면역항암제'를 쓰는 것이 최선의 대안인지, '거슨 요법'이나 '침술', '허브' 등을 활용하는 것이 나을지 경우에 따라서 의료진이 유동성 있게 활용할 수 있어야 한다는 것이다. 반드시 기존의 '현대 의학' 체계만을 의료의 중심으로 놓는 것이 아니라, 결국 세상에 존재하는 모든 의학적 방법론을 커다란 하나의 '의학'으로 규정하고 상황에 따라 적재적소에 활용할 수 있는 의료 시스템을 만들어야 한다.

나는 사실 암환자들을 진료할 때 특히 이와 유사한 경험들을 많이 했다. 예를 들어, 현대 의학적으로 개선되지 않던 환자들의 여러 불편 증상들, 항암 후 신경통, 식이 장애, 장폐색, 코끼리 다리처럼 부었던 림프 부종, 불면, 심지어 암성 통증까지도 때로는 한방 치료를 통해 크게 호전될 때가 있었다. 현대 의학 치료만 고집했더라면 환자들에게는 답이 없는 상황이었다. 2주마다 재발하는 장폐색으로 위중했던 환자가 처음 자녀분과 정상적인 식사를 하고 뛸 듯이 기뻐하며 나를 찾아오셨을 때, 그 보람을 아직도 잊을 수가 없다. 장폐색이 계속해서 재발할 경우 환자의 사망률은 급격하게 올라간다.

　하지만 안타깝게도 지금의 의료 시스템에서는 환자들은 이러한 한방 치료나 다른 치료를 활용하는 것을 마치 죄를 지은 것처럼 대학병원 의사들에게 말하기를 꺼려한다. 내게 진료받은 어떤 환자분은 자신이 한방 치료를 받고 있다는 것을 대학병원에 이야기할 경우 더 이상 주치의가 진료를 해주지 않을 것이라고 이야기하는 환자분도 계셨다. 물론 이는 환자 입장에서 다소 과장된 이야기일 수도 있지만, 현재 의료 시스템 상에서는 사실 이러한 주치의의 입장도 이해가 간다. 자신이 하고 있는 치료에 변수가 개입되었을 경우 위험성이 생길 수 있기 때문이다. 의사와 의료라는 직능 규정이 지나치게 좁고, 넓게 소통하고 이해하기 어려운 구조로 되어 있다. 그리고 이러한 비효율적인 시스템에서 피해를 보는 것은 고스란히 환자들뿐이다.

　결국 우리에게 필요한 것은 지금의 '통합의학'과 같은 소극적인 정도의 변화가 아니라 좀 더 적극적인 변화라고 생각한다. 의사라는 직능에 한계를 정하고, 그 안에서 여러 직능과 의료 분파가 이권 다툼을 하고 싸우게 해서는 결국 아무도 승리할 수 없는 게임을 하게 된다. 따라서 물론 기본적으로 '겸손'으로 대표되는 지식인들과 의료인들의 도덕적인 자질 또한 중요하겠지만, 결국은 우리 사회가 좀 더 의료 시스템 자체를 어떻게 하면 더 효율적이고 근본적인 대안이 되도록 운영할 수 있을지 한번쯤은 다시금 고민해보아야 하는 시점이라고 생각한다.

의학은 인류 경험의 유산, 우리 모두의 것

2007년 우리나라에서는 '장병두 옹 사건'이라 불리는 100세 가까운 한 할아버지의 민간 의술 문제가 사회적으로 크게 이슈화되었던 적이 있다. 장병두 옹은 오랜 시간 무면허 의료 행위를 하다가 고발되어 2007년 법정 처벌을 기다리고 있는 상황이었다. 이러한 그의 소식이 전해지자 여태까지 그에게 치료받았던 전국의 수많은 환자들이 나서서 탄원서를 제출하고 그의 의술을 구제해달라고 구명 운동을 벌인 것이다.

이러한 사례자들 중에는 대학 교수도 있었고 연구원, 변호사, 교사, 대학생 등 할 것 없이 사회 각층의 다양한 사람들이 포함되어 있었다. 그들이 장병두 옹의 치료로 나았다고 하는 질환들도 암, 뇌졸증, 만성폐질환, 당뇨 등과 같은 난치성 질환들이 대부분이었다. 이에 대한 기록은 당시 취재를 했던 SBS 〈뉴스추적〉 방송을 통해 지금도 확인이 가능하다.[7] 이때 방송에 나온 사례자들 가운데에는 갑상선암, 유방암, 후두암 치료 사례자도 있었으며, 위암 수술 후 3년만에 복막과 회맹장 쪽에 최대 크기 6.5cm 전이암 소견이 있었다가 완치되었다고 하는 대학 교수, 생후 10개월에 심한 폐렴 투병을 한 후 7년간 산소호흡기를 달고 살던 어린 아이가 장병두 옹의 약을 먹고 2개월만에 더 이상 산소 호흡기 없이도 생활할 수 있게 되었다는 사연, 기타 뇌출혈, 간질 환자 등 다양한 사례자들이 실제 방송에 나와 장병두 옹의 치료를 증언하기도 했다.

물론 이러한 사례자들의 주장만을 듣고 실제 장병두 옹의 치료에 대한 의학적 평가를 내릴 수는 없다. 하지만 이는 어차피 검증을 진행한 적이 없기 때문에 그렇다고 무조건적으로 돌팔이, 사이비 의술이라고 결론을 내릴 수도 없다는 이야기이다. 실제 당시 취재진은 그의 의술을 검증까지 시도하려고 하였지만, 이 역시도 법적으로 아무나 의학적 처치에 대해 검증을 진행할 수 없었기에 불가능했다. 결국은 검증되지 않은 치료를 한다고 비난하면서 애초에 검증할 수 없는 시스템을 가지고 있었던 것이다.

7   SBS 〈뉴스 추적〉 426회, 2007.5.16.

어디 장병두 옹뿐이겠는가. 세상에는 아주 오래전부터 이러한 일들이 끊이지 않고 발생하고 있으며 앞으로도 계속해서 생길 것이다. 얼마 전 '강아지 구충제' 대란을 일으켰던 '조 티펜스'Joe Tippens 사건도 결국 같은 맥락이다. 조 티펜스는 4기 소세포폐암 환자로 소세포폐암의 일반적인 빠른 진행 속도를 생각했을 때, 지금처럼 그가 5년이 넘는 기간 동안 건강히 생존해 있다는 것은 기적에 가까운 일이라 할 수 있다. 그렇게 그가 전파한 치료법인 '펜벤다졸' 요법은 많은 사람들에게 알려져 암암리에 활용되었는데, 결국은 아직까지도 제대로 된 검증을 거친 적은 없어서 각자 자기 마음대로 약물을 복용하고 있는 실정이다. 이에 대해서 의학계 내에서도 설왕설래가 많고, 언론에서도 자주 다루었지만 결국은 장병두 옹 사건처럼 제대로 된 검증 없이 서로 자기 주장만을 하고 있는 상황인 것이다.

전 세계적으로 '민간요법'이 없는 나라는 아마 없을 것이다. 그만큼 사람들이 살다보면 누구나 우연한 기회로 자신의 신체적 불편이 특정한 방법으로 개선되는 것을 경험하기도 한다. 원시적으로 의학은 원래 이런 방식으로 발달했다. 어떻게 보면 의학이란 것은 기본적으로 이러한 인류의 경험 유산들이 체계적으로 축적된 결과물이라고 할 수 있다. 하지만 현대의 의료 시스템은 마치 의학이 사람을 위해 존재하는 것이 아니라, 사람이 의학을 위해 존재하는 것처럼 보일 때가 있다. 현대 의료 시스템은 기존의 시스템을 위협하는 것이라면 모조리 차단하고, 기존의 질서를 수호하기 위해 부단히도 노력하는 모습을 보일 때가 많다. 하지만 이러한 노력의 궁극적인 승자는 과연 누구인가.

그렇다고 내가 여기서 이러한 모든 '민간요법'들이 무조건 정말 효과가 있고, 우리가 추구해야 하는 방향성이라는 과격한 주장을 하는 것은 아니다. 다만, 말 그대로 검증한 적이 없기 때문에 그 누구도 효과성을 객관적으로 이야기할 수는 없는 상황이고, 객관적인 검증을 통해 정말 우리 삶에 도움이 되는 것이라면 당연히 정식으로 연구하고 의학의 발전을 위해 넓혀 나가야 하는 것이 맞지 않느냐는 것이다. 계속해서 이야기하는 바 현재 우리 사회와 의료 체계에는 그러한 시스템이 만들어져 있지 않다.

의학, 역사 그리고 인류

음모론을 넘어서

상황이 이렇다 보니 마치 의료를 돈에 눈이 먼 제약회사로 대표되는 특정 집단이 어떠한 의도를 가지고 좌지우지하고 있다는 '음모론'까지 도는 것도 무리가 아닐지도 모른다. 하지만 나는 이것은 지나친 해석이라고 생각하며, 특히나 우리는 의료와 의료인들을 어떤 '악마'적인 정의로 마주해서는 절대로 이 문제를 해결할 수 없다는 것을 알아야 한다.

당장 우리가 일상에서 만나고 있는 의료인들이나 제약회사와 같은 의료 산업 종사자들을 한번 떠올려 보라. 아마 대부분의 사람들은 그렇게 질병을 이용해서 돈을 벌겠다는 악의로 가득한 사람이라기보다는 평범하기 그지없는 그저 열심히 하루를 살아가는 생활인들일 뿐일 것이다. 내가 아는 그 사람만 특별히 좋은 사람인 것이 아니라 그게 대부분의 현실일 것이란 거다. 그래서 이 문제는 어떠한 사람에 대한 '선과 악'의 구도로 바라봐야 할 문제가 아닐 수도 있다.

사실 역사적으로 인류는 항상 어떠한 특정한 '악의'를 가지지 않고 여러 가지 실수를 저질러 왔다. 아니 사실은 대부분의 경우 인류의 실수는 좋은 명분과 나름의 '선의'를 가지고 시작된다. 즉, 많은 평범한 사람들이 당시의 행동을 지지하고 그게 옳은 일이라 믿었기 때문에 어떠한 사건이 벌어진다는 이야기이다. 예를 들어, 중세에 200만 명에 가까운 사망자를 낸 십자군 전쟁의 경우 그 전쟁의 명분은 이슬람교도에게 빼앗긴 성지를 되찾는다는 신성한 것이었으며, 이에 조직된 기독교도 군사 원정대에는 국왕과 귀족, 기사와 농민, 도시민 할 것 없이 다양한 사람들이 참여했다. 이들은 다른 나라의 영토를 빼앗고 사람을 죽이고 싶어서 전쟁에 참여한 것이 아니라, 자신의 목숨을 바쳐가면서까지 성지로의 순례 길을 만들고 신의 명령을 따르고 싶었던 것이다.

어디 이뿐인가 '지동설'을 주장했던 코페르니쿠스의 책을 '금서'禁書로 지정하고, 갈릴레이를 종교 재판에 회부했던 로마의 교황청도 이러한 행동이 당시의 종교적 전통을 지키는 올바른 일이라 굳게 믿었기에 이러한 결정을 내렸던 것이고, 한반도를 고통으로 내몰았던 일본의 침략 전쟁도 일본인들은 전쟁을 통해 서양으로부터 '아시아를 해방'시킨다는 명분을 가지고 선한 싸움이라는 사명감을 가지고 전쟁에 임했다.

결국은 현대의 의료 체계를 만들어낸 주역인 게이츠나 플렉스너 그리고 록펠러 등도 처음부터 어떠한 악의를 가지고 지금과 같은 의료의 모습을 만들어낸 것은 아닐 것이란 이야기이다. 이들은 당시의 난잡했던 19세기 의료 체계의 문제를 해결하고 싶었으며, 과학으로 대표되는 현대적인 의학이 결국은 인류를 질병으로 해방시켜줄 것이라고 굳건히 믿고 있었을 것이다. 그리고 실제로 이들의 이러한 노력은 분명 어느 정도 성과를 낸 것이 사실이다.

이에 따라, 현대 의학에 대한 보수적인 입장을 가진 의사들이 어떠한 악의를 가지고 '합성약'만을 처방하고 있다거나, 반대로 한의사와 같은 보완대체의학 분야의 의료인들이 효과도 없는 치료를 가지고 사람들을 속이고 돈을 벌기 위해 사이비 의술을 행하고 있다는 식의 '선악론'을 가지고 의료의 문제를 접근해서는 안 된다. 대부분의 사람들은 자신이 믿는 바 주어진 상황에서 그저 최선을 다하고 있을 뿐이다.

회복해야 하는 진정한 현실: 연결성

결국은 정확한 현실 인식이 무엇보다 중요하다. 우리가 우리의 현실을 무엇이라 생각하느냐에 따라 우리의 행동과 의사 결정은 달라지게 되어 있다. 내가 아무리 침략 전쟁에 참여한 군인이더라도 내가 현재의 현실이 올바르지 않다고 판단하게 된다면, 나는 함부로 사람을 죽일 수 없게 된다. 내가 아무리 마녀사냥을 하는 무리들 속에 섞여 있더라도, 내가 그 현실이 올바르지 않다고 판단한다면 나는 적어도 함부로 묶여 있는 여자에게 돌을 던지지는 않을 것이다.

나는 다시금 우리의 의료 현실은 어떠한지 많은 사람들에게 질문해보려고 한다. 우리는 정말 '질병 없는 세상'이라는 유토피아적인 목표를 향해 나아가고 있는 것인지, 당신의 건강은 정말 안녕한지, 우리가 경험하고 있는 현재의 의료 시스템은 만족스러운지 등을 말이다. 물론 여기에는 정해진 답은 아직까지는 없을 수도 있다. 하지만 적어도 의문을 가지고 있으면 함부로 마녀사냥에 참여해서 돌을 던지는 행동 같은 일은 하지 않게 될 것이다. 우리에게는 시험지를 풀듯이 찍어서라도 맞춰야 하는 '빠른 답안'이 필요한 것이 아니라 천천히 생각할 시간과 심사 숙고를 통해 결정된 '올바른 답안'이 필요하다.

사실 '질병 없는 세상'이란 것은 나와 같은 의료인들에게는 무서운 세상의 모습인지도 모른다. 이는 당장 우리의 생업을 위협하는 문제이기 때문이다. 1930년대 웨스턴 프라이스가 발견했던 스위스 뢰첸탈 계곡이라든가 섬 전체에 의사라고는 단 2명뿐이며 그마저도 별로 할 일이 없다는 그리스 이카리아섬과 같은 곳은 확실히 의료인들이 의료업을 하기 좋은 곳들은 아니다. 의료는 이처럼 아이러니하게도 질병을 치료하지만 동시에 질병에 의지하여 생존하는 것이다. 하지만 아무리 이기적으로 생각을 한다고 하더라도 그러한 질병의 문제는 결국은 나와 나의 사랑하는 사람들에게도 위협이 될 것이다. 마치 인간만이 풍요로운 세상을 만들겠다고 무분별하게 자연 환경을 파괴하면 결국은 인간도 언젠가는 그 대가를 치루게 되는 것과 같은 이치이다. 결국 세상의 모든 문제는 서로 연결되어 있다.

나는 암환자들을 진료하면서 특히나 이러한 생각들을 많이 하게 되었다. 의료를 두고 벌어지는 현대의 많은 이권 다툼들도 결국은 아무도 승자가 없는 싸움이 될 것이다. 물론 당장 나에게 큰 문제가 없고 이처럼 고통받고 있는 환자들을 멀리 떨어져서 바라본다면 어쩌면 현재의 상황에 큰 문제 의식을 느끼지 않을 수도 있다. 하지만 조금만 더 가까이 환자들의 이야기를 들어보고 그들의 삶과 가족들의 슬픔을 느끼다 보면 우리는 어떻게 해서든 이 상황을 해결해야만 한다는 생각이 든다. 현실은 잘 드러나지 않을 뿐 오늘도 너무나 많은 사람들이 질병의 문제로 고통 받고 있으며, 너무나 많은 가족들이 힘겨운 삶 속에 눈물짓는 하루를 보내고 있다. 당장은 나의 문제가 아닐 수는 있지만, 언제든지 나의 문제가 될 수 있는 일이다.

지금처럼 의료인이라고 하면 모두가 '와~와~' 하며 환영하는 세상보다는 결국은 별로 의료인이 필요하지도 않고 의사가 되고 싶지도 않은 세상이 사실은 더 좋은 세상이란 것이다. 즉, 이 책을 쓰는 내가 어느 날 세상에 더 이상 할 일도, 할 말도 없어진다면 그 때야 비로소 세상이 정말로 살기 좋아졌다고 말할 수 있다. 하지만 안타깝게도 아직까지는 나와 같은 의료인들이 세상에서 해야 할 일과 해야 할 이야기들이 너무나도 많이 남아있다. 그렇게 우리가 뉴스를 통해 들어야 할 진짜 좋은 소식은 "드디어 의학이 세상의 모든 질병을 정복하는 데 성공했습니다"라는 것이 아니라 "드디어 세상에 더 이상 의료인이 필요 없어졌습니다"라는 이야기일지도 모른다.

의료인인 내가 의료인이 더 이상 필요하지 않는 세상을 꿈꿔야 한다는 이야기를 하는 것은 사실 아이러니한 일이다. 하지만 그런 세상이 온다면 우리는 더 이상 돌에 나와 가족의 건강을 지켜달라고 아로새긴 소원을 적을 일이 없을 것이다. 우리는 보통 아이가 태어나면 흔히들 그런 말을 하지 않는가. "건강하게만 자라다오." 이처럼 나와 나의 사랑하는 사람들이 더 이상의 질병의 문제로 고통받지 않을 수 있다면, 내가 새로운 일자리를 알아봐야 하는 것은 내게도 분명 기쁨이 될 것이라 생각한다. 그렇기에 나는 오늘도 더 이상 나와 같은 의료인들이 세상에 필요하지 않다는 소식을 듣고, 새로운 일자리를 찾아 나설 그날을 꿈꿔본다.

감사의 말

이 책이 세상에 나올 수 있도록 도움을 주신 많은 분께 감사의 말씀을 전합니다. 무엇보다 고인이 되신 UCLA의 리차드 브라운E. Richard Brown 교수님의 자세한 조사 연구가 없었더라면, 저는 20세기 초 현대 의료사를 지금처럼 자세히 파악하기가 매우 어려웠을 것입니다. 의학에만 시선이 매몰되어 있던 한의대 학생에게, 좀 더 사회적인 차원으로 시야를 넓혀주신 '하늘평화공동체'의 김영진 목사님께도 다시 한번 감사의 말씀을 드립니다. 그리고 '생태의료연구회' 활동을 함께 한 많은 선생님들께도 깊은 감사의 말씀을 전합니다. '생태의료연구회'와 '사회부' 활동을 통해 시야를 넓히지 못했더라면, 저는 지금처럼 의료의 문제를 폭 넓게 바라보기가 어려웠을 것입니다.

또한, '자연통합의학연구회'로 시작해 지금까지도 제게 많은 가르침과 폭 넓은 의료 경험을 전해주고 계시는 '임상통합의학암학회'의 많은 선생님들과 임원단 분들께도 깊은 감사의 말씀을 드립니다. '통합의학'을 통한 폭 넓은 의료 경험과 지식이 없었더라면, 저는 지금처럼 질병의 문제를 전인적으로 다루는 시선을 갖기 어려웠을 것입니다. '후성 유전학'을 중심으로 천연물과 종양학에 많은 가르침을 주신 BRM 연구소의 박양호 연구실장님과 함께 공부하고 계시는 '항암약재연구회' 분들께도 깊은 감사의 말씀을 드립니다. 후성 유전학과 천연물학은 이 책을 통해 이야기하는 전체론적인 의학관의 중요한 기초가 됩니다.

한의대를 졸업하고 아무것도 모르는 새내기 한의사일때부터 아낌없는 가르침을 주고 계시는 소우주 한방병원의 조기용 원장님과 '양생회' 회원 분들께도 깊은 감사의 말씀을 드립니다. '양생회'를 통해 배운 자연의학적인 방법론과 폭 넓은 보완대체의학적인 경험들은 자칫 좁아져버리기 쉬운 의료에 대한 식견을 넓혀주고, 늘 열린 마음으로 의료를 대하는 의료인이 되도록 도와주었습니다. 오랜 세월 함께 '기능의학'을 연구하고 있는 '기능한의학연구회' 원장님들께도 깊은 감사의 말씀을 드립니다. 함께 연구회를 준비하며 논문을 보고 공부하던 습관들은 이 책을 저술하고 자료를 찾는 과정에도 주요하게 작용했습니다.

또한, 한의대 재학시절 "의학은 과연 환자 없는 세상을 바랄 수 있는가"라는 질문을 던져주신, 경희대 한의대 김호철 교수님께도 깊은 감사의 말씀을 드립니다. 교수님께서 지나치듯 수업 중 던져 주신 그 질문이 어쩌면 이 책의 전반적인 주제의식을 형성하게 되었습니다. 그리고 학부 때 논문 지도를 도와주시며, 학문하는 태도를 일깨워주신 이혜정 교수님께도 항상 감사의 말씀을 전하고 싶습니다. 교수님께 지도를 받고 논문을 쓰던 그때의 습관들이 이 책을 저술하는데도 많은 도움이 되었습니다. 이외에도, 크고 작게 항상 도움과 가르침을 주고 계시는 많은 선생님들, 연구자분들, 교수님들께도 늘 빚진 마음으로 살아가고 있습니다.

무엇보다, 삶으로 그리고 체험으로 내게 의학을 알려주고 계시는 많은 환자분들께는 더할 나위 없는 감사와 죄송스러움을 늘 가지고 있습니다. 책을 쓴다고 너무 오랜 시간 진료에 불편을 드려 다시 한번 많은 환자분들께 깊은 사죄의 말씀을 드립니다. 그리고 이 책을 출판해주시고, 처음부터 끝까지 출간 작업을 도와주셨던 '메디치미디어'와 배소라 실장님께도 다시 한번 깊은 감사의 말씀을 드립니다. 출판사의 도움이 없었더라면, 지금의 이 책은 존재할 수 없었습니다.

마지막으로 처음에는 다소 자극적이고 서툴렀던 '초고'를 바쁜 와중에도 함께 검토해준 사랑하는 아내와 가족들에게 깊은 고마움을 전합니다. 아내와 가족들의 도움이 없었다면 이 책은 출간할 수 없었을 것입니다. 가족들은 제가 방향성을 잃지 않고 의료를 고민하게 해주는 원동력이자 제 삶의 나침반입니다. 저는 가족들의 건강과 안녕을 기원하는 마음으로 그리고 더 나은 세상과 의료를 바라는 마음으로 이 책을 썼습니다. 아무쪼록 더 이상, 세상에 질병의 문제로 고통을 받는 가정과 사람들이 생기지를 않기를 바랍니다.

이규황

참고 문헌

1장

단행본

재레드 다이아몬드, 《총 균 쇠: 무기, 병균, 금속은 인류의 운명을 어떻게 바꿨는가》, 문학사상, (2005).

황제, 《황제내경(黃帝內經)》 사기조신대론(四氣調神大論).

Angus Deaton, 《The Great Escape. Health, Wealth, and the Origins of Inequality》, Princeton University Press, (2013).

E. Richard Brown, 《Rockefeller Medicine Men: Medicine and Capitalism in America》, University of California Press, (1981).

Matthew White, 《Atrocities: The 100 Deadliest Episodes in Human History》, W. W. Norton & Company, (2011).

Robert Rountree, MD, 《Linear Thinking, Magic Bullets, and Limitations of the Disease-Specific Paradigm》, Textbook of Functional Medicine, chapter23, (2010).

T. McKeown, 《Medicine in Modern Society》, London: Allen & Unwin, (1965).

Weston A. Price, 《Nutrition and Physical Degeneration(8th edition)》, Price-Pottenger Nutrition Foundation, (2014).

논문/저널

김영식, 「최초의 블록버스터 의약품 '살바르산'」, 〈디지털타임스〉 의과학 칼럼, (2014.11.25).

심우, 「무서운 전염병, 천연두는 어떻게 정복했나?」, 〈KISTI과학향기〉 제3539호, (2020.5.11).

Amanda Yarnell, 〈American Chemical Society [Chemical & Engineering News]〉, Volume 83, Issue 25, (2005.6.20). https://cen.acs.org/articles/83/i25/Salvarsan.html

진희정 외 5인, 「미병 연구의 네트워크 분석」, 〈동의생리병리학회지〉, (2012).

Anway, M. D., Cupp, A. S., "Uzumcu, M. & Skinner, Epigenetic Transgenerational Actions of Endocrine Disruptors and Male Fertility", M. K. Science 308, 1466–1469, (2005).

Skinner, M. K., Haque, C. G.-B., Nilsson, E., Bhandari, R. & McCarrey, J. R. PLoS ONE 8, e66318, (2013).

Bloom, D.E., Cafiero, E.T., Jané-Llopis, E., Abrahams-Gessel, S., Bloom, L.R., Fathima, S., Feigl, A.B., Gaziano, T., Mowafi, M., Pandya, A., Prettner, K., Rosenberg, L., Seligman, B., Stein, A.Z., & Weinstein, C., "The Global Economic Burden of Noncommunicable Diseases". Geneva: World Economic Forum, (2011).

Buttorff, Christine, Teague Ruder, and Melissa Bauman, "Multiple Chronic Conditions in the United States". Santa Monica, CA: RAND Corporation, (2017). https://www.rand.org/pubs/tools/TL221.html.

Carmela Avena-Woods,Carmela Avena-Woods,Am J Manag Care, 23(8 Suppl), (2017.1).

Chester Buckenmaier III, "The doctor of the future will give no medication but will interest his patients in the care of the human frame, diet and in the cause and prevention of disease—Thomas A. Edison (1847-1931)", U.S. Medicine, (2018.10.4). https://www.usmedicine.com/editor-in-chief/the-doctor-of-the-future-will-give/

Cristian Tomasetti, "Bert Vogelstein, Variation in cancer risk among tissues can be explained by the number of stem cell divisions", Science 02, Vol. 347, Issue 6217, pp.78-81, (2015.1).

Culp MB, Soerjomataram I, Efstathiou JA, Bray F, Jemal A. "Recent Global Patterns in Prostate Cancer Incidence and Mortality Rates". Eur Urol 77(1):38-52, (2020.1).

Dan Buettner, "A Greek Island's Ancient Secret to Avoiding Alzheimer's", (2018). https://www.bluezones.com/2018/11/a-greek-islands-ancient-secret-to-avoiding-alzheimers/

David S. Jones, "The Health Care Experiments at Many Farms: The Navajo, Tuberculosis, and the Limits of Modern Medicine, 1952-1962", Bulletin of the History of Medicine 76(4):749-90, (2002).

Dias, B. G. & Ressler, K. J. "Nature Neurosci. 17", 89–96 (2014).

Jeff Nobbs, "What's Driving Chronic Disease?", (2020.3.28). https://www.jeffnobbs.com/posts/what-causes-chronic-disease

Fogel, Robert, Roderick Floud, Bernard Harris, and Sok Chul Hong, "The Changing Body: Health, Nutrition, and Human Development in the Western World since 1700", (2011).

Fastame, M.C., Penna, M.P. & Hitchcott, P.K. "Mental Health in Late Adulthood: What Can Preserve It?". Applied Research Quality Life 10, 459–471, (2015).

Fu MR. "Real-time detection and management of chronic illnesses". Mhealth, (2021.1.20).

H. O. Bang and J@rn Dyerberg, "PLASMA LIPIDS AND LIPOPROTEINS IN GREENLANDIC WEST COAST ESKIMOS", Acta med. scand. Vol. 192, pp. 85-94, (1972)

Horlings, E., "De ontwikkeling van de Nederlandse bevolking in de negentiende eeuw, 1795-1913". [The development of the Dutch population in the nineteenth century, 1795–1913; unpublished research memorandum in Dutch; data are with permission reproduced by Drukker and Tassenaar, 1997], Amsterdam: Free University, (1993).

Johnson, S. B. "Medicine's paradigm shift: An opportunity for psychology". Monitor on Psychology, 43(8), (2012.9). http://www.apa.org/monitor/2012/09/pc

Katharine Olson, "Plague, famine and sudden death: 10 dangers of the medieval period", History Extra, (2020.7.10). https://www.historyextra.com/period/medieval/why-did-people-die-danger-medieval-period-life-expectancy/

Martin Eichner, Klaus Dietz, "Transmission Potential of Smallpox: Estimates Based on Detailed Data from an Outbreak", American Journal of Epidemiology, Volume 158, Issue 2, pp. 110–117, (2003.7.15).

Matej Mikulic, "Revenue of the worldwide pharmaceutical market from 2001 to 2020", (2021.5.4). https://www.statista.com/statistics/263102/pharmaceutical-market-worldwide-reve-

288

nue-since-2001

Mei R. Fu, "Real-time detection and management of chronic illnesses", Mhealth, (2021.7.1).

"Microbiology by numbers", Nat Rev Microbiol 9, 628, (2011).

Miller KD, Fidler-Benaoudia M, Keegan TH, Hipp HS, Jemal A, Siegel RL. "Cancer statistics for adolescents and young adults, 2020". CA Cancer J Clin, 70(6):443-459, (2020.11).

"Morbidity and Mortality Weekly Report", Achievements in Public Health, 1900-1999: Control of Infectious Diseases, 48(29):621-629, (1999.7.30). https://www.cdc.gov/ mmwr/preview/mmwrhtml/ mm4829a1.htm

"Most types of cancer not due to 'bad luck' IARC responds to scientific article claiming that environmental and lifestyle factors account for less than one third of cancers", The International Agency for Research on Cancer (IARC), (2015.1.13).

NCD Risk Factor Collaboration (NCD-RisC). "Worldwide trends in blood pressure from 1975 to 2015: a pooled analysis of 1479 population-based measurement studies with 19·1 million participants". ⟨Lancet⟩, 389(10064):37-55, (2017.1.7).

"NCD Risk Factor Collaboration, Worldwide trends in diabetes since 1980: a pooled analysis of 751 population-based studies with 4·4 million participants", ⟨Lancet⟩, 387: 1513 – 30, (2016).

Nevin S. "Scrimshaw, Nutrition and health from womb to tomb", Food and Nutrition Bulletin Volume 18, Number 1, UNU, p.106, (1997).

Raghupathi W, Raghupathi V. "An Empirical Study of Chronic Diseases in the United States: A Visual Analytics Approach". Int J Environ Res Public Health, 15(3):431, (2018).

Skinner, M. "Endocrine Disruptors and Epigenetic Transgenerational Disease Etiology", Pediatr Res 61, 48 – 50, (2007).

Strebhardt, K., & Ullrich, A, "Paul Ehrlich's magic bullet concept: 100 years of progress". Nature Reviews Cancer, 8(6), 473 – 480. doi:10.1038/nrc2394, (2008).

Szyf, M. "Lamarck revisited: epigenetic inheritance of ancestral odor fear conditioning". Nat Neurosci 17, 2 – 4, (2014).

Tan, SY; Grimes, S., "Paul Ehrlich(1854-1915): man with the magic bullet"(PDF)., ⟨Singapore Medical Journal⟩ 51 (11): 842 – 843, (2010).

T. McKeown, "A Conceptual Background for Research and Development inMedicine", International Journal of Health Services, 3, 17-28, (1971).

Warren Winkelstein and Fern E. French, "The Role of Ecology in the Design of a Health Care System", California Medicine, 113, 7-12, (1970).

Weisz G., "Epidemiology and health care reform: the National Health Survey of 1935-1936". ⟨Am J Public Health⟩, 101(3):438-447. doi:10.2105/AJPH.2010.196519, (2011).

Wu S, Powers S, Zhu W, Hannun YA. "Substantial contribution of extrinsic risk factors to cancer development", ⟨Nature⟩, 7:529(7584):43-7, (2016.1).

Yach D, Hawkes C, Gould CL, Hofman KJ. "The global burden of chronic diseases: overcoming impediments to prevention and control", JAMA.;291(21):2616-22, (2004.6.2).

정부 간행물/온라인 자료

2010년 질병관리본부 「알레르기질환 유병률 조사」.

2019년 국민건강보험공단 건강검진통계, 정상A(건강) 12.3%, 정상B(경계) 31.7%, 질환의심 32.2%, 유질환자 23.8% (총 검진인원 16,098,417 명 대상)

2019 글로벌 보건산업 시장규모(2012~2023), 한국보건산업진흥원

국사편찬위원회 한국사데이터베이스: http://db.history.go.kr/item/level.do?levelId=npda_1958_09_ 17_ x0004_0470

KOSIS(국가통계포털) https://kosis.kr/statHtml/statHtml.do?orgId=117&tblId=DT_117N _A00023& conn_path =I3

"CBS-Statistics Netherlands". CBS Statline, CBS-Statistics Netherlands. Retrieved 20, (2016.12).

CDC Wonder, Centers for Disease Control and Prevention, National Center for Health Statistics. Retrieved, (2016.12.21).

Dan Buettner, TED. https://www.ted.com/talks/dan_buettner_how_to_live_to_be_100

〈Health United States, 1975〉, p.227, pp.358-359, (1976).

Nicolas LePan, "A visual history of pandemics", World Economic Forum Webpage, (2020.3.15). https://www.weforum.org/agenda/2020/03/a-visual-history-of-pandemics

신문/잡지/방송

김영수, "편작, 名醫(명의)의 조건을 말하다", 〈문화일보〉, (2016.10.21).

이주영, "장수 비밀은 유전자에 있지 않다", 〈연합뉴스〉, (2006.9.1).

김선희, "'청년 고혈압' - 내 나이 20대, 고혈압은 이미 시작됐다", 〈HiDoc〉, (2020.3.31).

〈SBS 스페셜〉 "블루존의 비밀 1부, 무엇이 죽음을 잊게 했나", (2018.7.22).

2장

단행본

토마스 쿤, 《과학혁명의 구조》, 까치, (2013).

폴 스타, 《미국 의료의 사회사》, 대한의사협회 의료정책연구소, (2012).

피터 괴체, 《위험한 제약회사》, 공존, (2017).

A. Flexner, 《Autobiography》, Simon and Schuster, (1960).

Alan Schmukler, 《Homeopathy: An A to Z Home Handbook》, Llewellyn Worldwide, 2006,

Dana Ullman, 《Discovering Homeopathy: Medicine for the 21st Century》, North Atlantic Books, (1991)

E. Richard Brown, 《Rockefeller Medicine Men: Medicine and Capitalism in America》, University of California Press, (1981).

Hans Seyle, 《The Stress of Life, McGraw-Hill Education: 2nd edition》, (1978).

Harris Coulter, 《Divided Legacy, Volume III》", North Atlantic, Books, (1975).

John F. Fulton, 《Harvey Cushing: A Biography》, Charles C. Thomas, (1946).

John S. Haller, 《A Profile in Alternative Medicine: The Eclectic Medical College of Cincinnati 1845-1942》, Kent State University Press, (1999).

Martin Kaufman, 《Homoeopathy in America》, Baltimore: Johns Hopkins, (1971).

《Recollections of Frederick T. Gates on the Origins of the Institute》, Rockefeller Institute Press, (1964). Williams G. Rothstein, 《American Physicians in the Nineteenth Century》, Johns Hopkins University Press, (1972).

논문/저널

여인석, 「세브란스를 중심으로 본 CMB의 한국의학 재건사업」, 〈연세의사학〉 제18권 제1호, 2015

이영호, "Strengths and Limitations of Meta-Analysis", Korean J Med. 2019;94 (5): 391-395, (2019.10.1).

Akl, E.A., Khamis, A.M. "The intersections of industry with the health research enterprise". Health Res Policy Sys 17, 53, (2019).

American Foundation, "Medical Research: A Midcentury Survey", vol. 1, Boston: Little, Brown and Co., 144, 147, (1955).

Anne-Emanuelle Birn, Elizabeth Fee, "The Rockefeller Foundation and the international health agenda", The 〈Lancet〉, Vol 381, (2013.5.11).

Charles W. Eliot, "The Qualities of the Scientific Investigator", (New York: Rockefeller Institute for Medical Research), p.49. (1906).

Duffy T.P. "The Flexner Report-100 years later", Yale J Biol Med. Journal, 84(3):269-276, (2011).

Editors, "The end of homoeopathy", 〈Lancet〉, 366:690, (2005).

Fisher D. Rockefeller philanthropy and the British Empire: the creation of the London School of Hygiene and Tropical Medicine. Hist Educ., 7:129-43, (1978).

Hans Reusch, "The Truth About the Rockefeller Drug Empire: The Drug Story", CIVIS Foundation Report number 15, Fall-Winter, (1993).

Irby DM, Cooke M, O'Brien BC. "Calls for reform of medical education by the Carnegie Foundation for the Advancement of Teaching: 1910 and 2010". Acad Med., 85(2):220-7, (2010.2).

Juyal D, Thawani V, Thaledi S, Joshi M. "Ethnomedical properties of taxus wallichiana zucc(Himalayan yew)", J Tradit Complement Med., 4(3):159-161. doi:10.4103/2225-4110.136544, (2014).

Saint Louis University. "How Poxviruses Such As Smallpox Evade The Immune System." ScienceDaily, (2008.2.1). www.sciencedaily.com/releases/2008/01/080131122956.htm

Sismondo S, "Epistemic Corruption, the Pharmaceutical Industry, and the Body of Medical Science", Front. Res. Metr. Anal. 6:614013, (2021).

Thomas L. Bradford, "The Logic of Figures or Comparative Results of Homoeopathic and Other Treatments", Philadelphia: Boericke and Tafel, pp.268~305, (1900).

Tierney WM, Meslin EM, Kroenke K. "Industry Support of Medical Research: Important Opportunity or Treacherous Pitfall?". J Gen Intern Med., 31(2):228-233, (2016).

정부 간행물/온라인 자료

블룸버그 세계 부자 순위. https://www.bloomberg.com/billionaires/

Dossett ML, Davis RB, Kaptchuk TJ, Yeh GY. Homeopathy Use by US Adults: Results of a National Survey. Am J Public Health, 106(4):743-745, (2016).

ERIC SCHMIDT, LAC, "How Rockefeller Created the Business of Western Medicine". https://meridianhealthclinic.com/how-rockefeller-created-the-business-of-western-medicine/

Growth in homœopathy, NZ Homœopathic Society, Vol. 29 No. 2, (2009.4). https://www.homeopathy.ac.nz/archive-articles/growth-in-homoeopathy/

HISTORY OF MEDICAL MALPRACTICE IN THE UNITED STATES. https://www.gilmanbedigian.com/a-history-of-medical-malpractice-in-the-united-states/

In Memoriam: E. Richard Brown, 70, UCLA professor, leading health care reform advocate, (2012.4.24). https://ph.ucla.edu/news/press-release/2012/apr/memoriam-e-richard-brown-70-ucla-professor-leading-health-care-reform

PAHO, "Rubella": https://www.paho.org/en/topics/rubella

"Portrait of Frederick T. Gates and Simon Flexner," 100 Years: The Rockefeller Foundation, accessed (2021.9.19). https://rockfound.rockarch.org/digital-library-listing/-/asset_publisher/yYxpQfeI-4W8N/content/portrait-of-frederick-t-gates-and-simon-flexner

"Poliomyelitis: Does polio still exist? Is it curable?", WHO, Q&A, (2018.3.14). https://www.who.int/news-room/q-a-detail/does-polio-still-exist-is-it-curable

신문/잡지/방송

강환웅, "2019년 정부의 한의약 분야 R&D 예산 '1106억 4000만원'", 〈한의신문〉, (2021.5.20).

고재학, "20세기 질병퇴치 10대 사건", 〈한국일보〉, (1999.12.29).

고진하, "출산 전 분만촉진 풀을 먹는 코끼리의 지혜", 〈한겨레〉 휴심정, (2020.10.21).

이윤영, 한미희, "노벨생리의학상 '캠벨·오무라·투유유' 공동수상", (서울=연합뉴스), 〈데일리메디〉, (2015.10.5).

김홍기, [반독점판정] "록펠러 '스탠더드 오일' 34개 기업으로", 〈조선일보〉, (1999.11.08).

김지섭, "법원, '천연물신약 한의사 처방 불가'", 〈메디칼업저버〉, (2015.8.21).

유용하, [사이언스 북] "버드나무 껍질서 약효 추출한 나는 뭘까요", 〈매일경제〉, (2008 11.25).

이민주, "의사들은 새로운 의약품 정보 어디서 얻나?", 〈청년의사〉, (2018.11.19).

이영작, [이영작의 신약이야기] "신약 개발, 전설도 신화도 아니다", 〈IT조선〉, (2018.06.11).

이진한, "어? 동종요법, 동물에도 잘 듣네", 〈동아일보〉, (2008.05.14).

유승흠, "해방 후 한국 의사들은 왜 미국에 갔나?", 〈코메디닷컴〉, (2019.11.4).

황인경, "새로운 시장을 만들어 내는 힘 창의적 직관", 〈LG 경영연구원〉, (2016.1.12).

"Big pharma pours millions into medical schools — here's how it can impact education", 〈Global News〉(2019.8.12). https://globalnews.ca/news/5738386/canadian-medical-school-funding/

"Does your doctor get money from drug companies? It's not easy to find out", CBC News, (2017.6.19).

Karen Birmingham, "Judah Folkman", 〈Nature Medicine〉 8, 1052 (2002).

Loudon I. "A brief history of homeopathy". J R Soc Med., 99(12):607-610, (2006).

Prince Charles cured by ayurveda, homoeopathy: Minister, Tribuneindia, (2020.4.7).

"Queen Elizabeth relies on homeopathic remedies during coronavirus outbreak", 〈WION News〉, (2020.4.1). https://www.wionews.com/world/queen-elizabeth-relies-on-homeopathic-reme-dies-during-coronavirus-outbreak-report-289929

Rachel Roberts, "I don't know how, but homeopathy really does work", 〈The Guardian〉, (2012.7.15). https://www.theguardian.com/commentisfree/2010/jul/15/homeopathy-works-scientific-evidence

Relton C, Cooper K, Viksveen P, Fibert P, Thomas K. "Prevalence of homeopathy use by the general population worldwide: a systematic review". Homeopathy, 106(2):69-78, (2017.5).

"The Truth About Drug Companies", 〈MOTHER JONES Magazine(BIO)〉, (2004.9.7).

William M. Rader, "Riding the Coattails of Homeopathy's Revival", 〈FDA Consumer Magazine〉, (1985. 3).

3장

단행본

대니얼 카너먼, 《생각에 관한 생각》, 김영사, (2014).

데이비드 롭슨, 《지능의 함정》, 김영사, (2020).

요시마스 토도, 이정환, 정창현 [역], 《약징》, 청홍, (2006). p.69.

폴 스타, 《미국 의료의 사회사》, 대한의사협회 의료정책연구소, (2012). p.27.

Richard P. Feynman, 《Surely You're Joking, Mr. Feynman!(Adventures of a Curious Character)》, W. W. Norton & Company, (1997).

논문/저널

김재형, 이향아, 「의료사회학의 연구동향과 전망: 개념의 전개와 의료사와의 접점을 중심으로」, 〈의사학〉 제29권 제3호(통권 제66호), (2020.12).

박은실, 한보윤, 김민선, 신희영, 안효섭, 「현대의학으로 설명하기 힘들었던 7증례의 난치성 소아혈액종양질환에서 대체의학의 경험」,」대한소아혈액종양학회, (2011).

이주영, 「한국인 성인남녀의 체표면적에 관한 연구」, 서울대학교, (2003).

A. Ito, K. Munakata, Y. Imazu, K. Watanabe, "First Nationwide Attitude Survey of Japanese Physicians on the Use of Traditional Japanese Medicine(Kampo) in Cancer Treatment", Evidence-Based Complementary and Alternative Medicine, vol. 2012, Article ID 957082, 8 pages, (2012).

Arai M, Katai S, Muramatsu S, Namiki T, Hanawa T, Izumi S. "Current status of Kampo medicine curricula in all Japanese medical schools". BMC Complement Altern Med., 12:207, Nov 2. doi:10.1186/1472-6882-12-207, (2012).

Chalmers I, Glasziou P. "Avoidable waste in the production and reporting of research evidence". ⟨Lancet⟩, 4:374(9683):86-9, (2009.7).

E. C. Moschic, C. Mercado, T. Yoshino, K. Matsuura, and K. Watanabe, "Usage and attitudes of physicians in Japan concerning traditional Japanese medicine (Kampo medicine)—a descriptive evaluation of a representative questionnaire-based survey", Evidence-Based Complementary and Alternative Medicine, vol. 2012, Article ID 139818, 13 pages, (2012).

Iain Chalmers, Paul Glasziou, Paul Glasziou and Iain Chalmers: "Is 85% of health research really "wasted"?", (2016.1.14).

Ioannidis, John P. A., "Why Most Published Research Findings Are False". PLOS Medicine. 2 (8): e124, (2005).

"John Ioannidis has dedicated his life to quantifying how science is broken", VOX, 9:10am, (2015.2.16).

Macleod MR, Michie S, Roberts I, Dirnagl U, Chalmers I, Ioannidis JP, Al-Shahi Salman R, Chan AW, Glasziou P. "Biomedical research: increasing value, reducing waste", ⟨Lancet⟩. 11:383(9912):101-4, (2014.1.).

정부 간행물/온라인 자료

Sir Ken Robinson, TED, "Do schools kill creativity?", https://www.ted.com/talks/sir_ken_robinson_do_schools_kill_creativity?language=ko

Tapan Desai, LESSONS FROM RICHARD FEYNMAN, (2020.5.30). https://tapandesai.com/lessons-from-richard-feynman/

신문/잡지/방송

송수연, "강경한 추무진 회장 '최종 목표는 한의사 없애는 것", 청년의사, (2016.1.20).

이정환, "의협, 한방대책회비 10억원 편성…의-한 갈등 지속", 데일리팜, (2018.4.25).

이창진, "한의학, 설명할 수 없는 효과 있다", 메디칼타임즈, (2012.2.14).

남복동, "한의학 비판의 원조 정약용", 미디어워치, (2012.3.25).

"韓·中·日 한방 경혈위치 표준화 추진", 조선일보, (2005.1.10).

⟨MBC 스페셜⟩ 창사 40주년기념 특집 "의학대발견, 왜 침인가?", (2001.8).

4장

단행본

데이비드 롭슨, 《지능의 함정》, 김영사, (2020).

시오노 나나미, 《십자군 이야기3》, 문학동네, (2012).

폴 스타, 《미국 의료의 사회사》 대한의사협회 의료정책연구소, (2012).

플라톤,《소크라테스의 변명》, 문예출판사, (1999).

Jaquie Davison,《Cancer Winner》, Pacific Press, (1977).

E. Richard Brown,《Rockefeller Medicine Men: Medicine and Capitalism in America》, University of California Press, (1981), pp.77~78

Max Gerson,《Cancer Therapy, Result of Fifty Cases》, Gerson Institute, 6th edition, (1958).

논문/저널

이석종, 이수정,「피부흑색종」, J Korean Med Assoc, 61(11):662-669, (2018.11).

박은실, 한보윤, 김민선, 신희영, 안효섭,「현대의학으로 설명하기 힘들었던 7증례의 난치성 소아혈액종 양질환에서 대체의학의 경험」, 대한소아혈액종양학회, (2011).

Abbott RB, Hui KK, Hays RD, et al. "Medical Student Attitudes toward Complementary, Alternative and Integrative Medicine", Evid Based Complement Alternat Med. (2011).

Hallberg, Örjan & Huttunen, Paavo & Johansson, Olle, "Cancer incidence vs. population average sleep duration on spring mattresses", 〈Journal of Advanced Studies in Medical Sciences〉, 2. 1-15, (2014).

Hamid O, Robert C, Daud A, Hodi FS, Hwu WJ, Kefford R, Wolchok JD, Hersey P, Joseph R, Weber JS, Dronca R, Mitchell TC, Patnaik A, Zarour HM, Joshua AM, Zhao Q, Jensen E, Ahsan S, Ibrahim N, Ribas A, "Five-year survival outcomes for patients with advanced melanoma treated with pembrolizumab in KEYNOTE-001", Ann Oncol, 1;30(4):582-588, (2019.4).

Harris PE, Cooper KL, Relton C, Thomas KJ. "Prevalence of complementary and alternative medicine (CAM) use by the general population: a systematic review and update". Int J Clin Pract. 2012 Oct;66(10):924-39.

Hyeongjun Yun, Lingyun Sun, Jun J. Mao, "Growth of Integrative Medicine at Leading Cancer Centers Between 2009 and 2016: A Systematic Analysis of NCI-Designated Comprehensive Cancer Center Websites", 〈JNCI Monographs〉, Volume 2017, Issue 52, lgx004, (2017.11).

Jacob J. Adashek,1 Ishwaria M. Subbiah,2 Ignacio Matos,3 Elena Garralda,3 Arjun K. Menta, 4, Dhakshina Moorthy Ganeshan,2 and Vivek Subbiah, "Hyperprogression and Immunotherapy: Fact, Fiction, or Alternative Fact?", Trends in Cancer, Vol. 6, No. 3, (2020.3).

Gary H. Lyman, Heather Greenlee, Kari Bohlke, Ting Bao, Angela M. DeMichele, Gary E. Deng, Judith M. Fouladbakhsh, Brigitte Gil, Dawn L. Hershman, Sami Mansfield, Dawn M. Mussallem, Karen M. Mustian, Erin Price, Susan Rafte, and Lorenzo Cohen, "Integrative Therapies During and After Breast Cancer Treatment: ASCO Endorsement of the SIO Clinical Practice Guideline", 〈Journal of Clinical Oncology〉, 36:25, 2647-2655, (2018).

Landgren, O., Devlin, S., Boulad, M. et al. "Role of MRD status in relation to clinical outcomes in newly diagnosed multiple myeloma patients: a meta-analysis". Bone Marrow Transplant 51, 1565–1568, (2016).

Lin, Hung-Che & Lin, Cheng-Li & Huang, Wen-Yen & Shangkuan, Wei-Chuan & Kang, Bor-Hwang & Chu, Yueng-Hsiang & Lee, Jih-Chin & Fan, Hueng-Chuen & Kao, Chia-Hung. "The Use of Adjunctive Traditional Chinese Medicine Therapy and Survival Outcome in Patients with Head and Neck Cancer: a Nationwide Population-Based Cohort Study", 〈QJM: monthly journal of the Association of Physicians〉, 108, (2015).

Posadzki P, Watson LK, Alotaibi A, Ernst E. "Prevalence of use of complementary and alternative medicine (CAM) by patients/consumers in the UK: systematic review of surveys", 〈Cllin Med(Lond)〉, Apr;13(2):126-31, (2013).

Wode K, Henriksson R, Sharp L, Stoltenberg A, Hök Nordberg J. "Cancer patients' use of complementary and alternative medicine in Sweden: a cross-sectional study", BMC Complement Altern Med.,

13:19(1):62, (2019.3).

정부 간행물/온라인 자료

이준혁, "한의약 동향 및 활성화 방안 – 세계 전통의약과 한의약 현황", 보건산업동향, (2015), p.10.
환경부 홈페이지 보도. 설명: (참고)"2021년 환경부 예산 및 기금 11조 1,715억원 확정", http://www.
　me.go.kr/home/web/board/read.do?boardMasterId=1&boardId=1415255&menuId=286

신문/잡지/방송

김잔디, "글로벌 면역항암제 시장 22조원…5년 새 22배 성장", 〈연합뉴스〉, (2019.4.10).
한경우, "글로벌 아토피 시장 2026년 209조로 성장…레오파마 사들인 JW1601 주목", 〈매일경제〉,
　(2020.6.26).
김상기, "벤자민 프랭클린의 헌법안 지지 연설(1787년 9월 17일)", 《월간조선》, (2000.4).
서영아, "노벨상 日 혼조 교수 '2050년에는 면역요법으로 대부분 암 치료 확신!'", 〈동아일보〉, (2018.12.7).
장윤서, "지미 카터 살린 면역항암제 '키트루다', FDA 두경부암 1차 치료제 승인," 〈조선일보〉, (2019.6.12).
Colleen Jenkins, "Former President Jimmy Carter says cancer gone from brain", 〈Reuters〉, (2015.12.7).
"현실은 3개월 더 사는데…국민들 '항암신약 건보 적용하려면 22개월 수명연장 효과 필요'", 《동아사이언
　스》, (2021.5.27).
KBS 1TV 〈생로병사의 비밀〉 "암과의 전쟁, 면역 항암제의 도전", (2018.8.8.).

왜 의학이 발전해도
우리는 계속 아플까?

아무도 알려주지 않는
현대 의료의 비밀

이규황 지음
©이규황, 2022

초판 1쇄 인쇄일 2022년 11월 18일
초판 1쇄 발행일 2022년 11월 25일

ISBN 979-11-5706-273-7 (03510)

만든 사람들
기획편집   배소라
책임편집   이병렬
디자인   이혜진
홍보 마케팅   장형철 최재희 맹준혁
인쇄   천광인쇄사

펴낸이   김현종
펴낸곳   ㈜메디치미디어
경영지원   이도형 이민주
등록일   2008년 8월 20일 제300-2008-76호
주소   서울시 중구 중림로7길 4, 3층
전화   02-735-3308
팩스   02-735-3309
이메일   editor@medicimedia.co.kr
페이스북   facebook.com/medicimedia
인스타그램 @medicimedia
홈페이지   www.medicimedia.co.kr